船瀬俊介

ガンになったら読む10冊の本

本えらびで決まる、あなたの命

花伝社

ガンになったら読む10冊の本——本えらびで決まる、あなたの命◆目次

まえがき……7

第1章 『医者が患者をだますとき』（PHP文庫）……20
ロバート・メンデルソン著、弓場隆訳
●あなた、病院に行くと病気になりますよ！
医者がストをしたら死亡率が半減した……！（イスラエル）

第2章 『「薬をやめる」と病気は治る』（マキノ出版）……40
安保徹（新潟大学大学院医学部教授）著
●免疫力を上げる一番の近道は、「薬をやめる」ことだった

第3章 『病気にならない人は知っている』（幻冬舎）……62
ケヴィン・トルドー著、黒田眞知訳
●医者と薬とファストフードを今すぐやめろ！

第4章 『癒す心、治る力』（角川文庫）……86
アンドルー・ワイル著、上野圭一訳
●「人は〝治る〟ようにできている」……「自発的治癒」とは何か？

第5章 『新版・ぼくが肉を食べないわけ』（築地書館）……107
ピーター・コックス著、浦和かおる訳
●歯や消化器や唾液をみても、ヒトはもともと菜食動物です

第6章 『新・抗がん剤の副作用がわかる本』（三省堂）……134
近藤誠（慶応大学医学部放射線科講師）著
●医者の言葉にだまされない！　〝いのちのガイドブック〟

第7章 『ガン食事療法全書』（徳間書店）……158
マックス・ゲルソン著、今村光一訳
●〝ガン食事療法の父〟マックス・ゲルソン
——「医学史上で最も傑出した天才」（シュバイツアー博士）

第8章 『「ガン・治る法則」12カ条』（三五館）……181
川竹文夫（NPO法人「ガンの患者学研究所」代表）著
●「ガンになってよかった！」と思う「心が治す」

第9章 『ガン絶望から復活した15人』（草思社）……204
中山武（NPO法人「いずみの会」代表）著
●「いずみの会」驚異の生存率九五％！ 3、4期ガンも克服できる

まえがき

筑紫哲也さんは、ガン治療で〝殺された〟!!

●まず書店で本えらびを間違える！
――「本えらびで決まる、あなたの命」

このことを胸にきざんでください。もしも、あなたが病院で「ガンです」と告知を受けたとします。あなたの全身の血は凍りつくでしょう。足下《あしもと》の床が抜けたようなショック。目の前が真っ暗になる。そのあとはどう病院を出たのかすら思い出せない。なんとか生きなくては……顔をあげて、あなたは大きな書店に向かうはずです。ガンを治すヒントとなる本が必ずそこにはあるはず。そして大型書店のガン専門書コーナーに立ったあなたは、わが目を疑う。棚一面を埋め尽くす何百冊というガン関連の本、本、本……。しかし、あきらめるわけにはいかない。あなたが肺ガンと診断されていたなら、視線は肺ガンコーナーに吸い寄せられる。そこで『肺ガンはこう治せ！』とか『肺ガン専門一〇病院』『肺ガンに効く××療法』……などなど手当たりしだいにカゴに放りこんでレジの列に並ぶはずです（乳ガンなら乳ガン本ばかり！）。

ここで、あなたの命の運命は決まりました。

●地獄行き新幹線のキップを買う

これらの本は医者が書いたものです。つまり医者や病院の勧誘本です。**かれらは①抗ガン剤、②放射線、③手術の〝三大療法〟しか知りません。**それ以外の治療法(代替療法)については学んでいません。まったく無知です。かれらの病院は、これら〝三大療法〟を必ず施します。ところが、すでに二〇年以上も前にアメリカ議会ガン問題調査委員会ですら〝三大療法〟は代替療法にくらべて危険かつ無効と認めているのです(OTAリポート)。

つまり、あなたは地獄行き新幹線のキップを買ったも同然なのです。このように「本えらび」であなたの命は決まります。地獄行きか?　未来行きか?　それで決まります。

現在、毎年約一三〇万人が病院で〝ガン〟と告知されています。そのうち〝ガン死亡者〟は三四万三〇〇〇人(厚労省発表、二〇〇八年)。毎年約七〇〇〇人増の勢いで増え続けています。「日本人のほぼ三人に一人がガンで死亡している」と同省は〝解説〟しています。これは、真っ赤な嘘で、**その八割、約二七万人強は、猛毒抗ガン剤などによるガン治療の犠牲者**。壮絶無比の医療過誤です(ある医師の大学病院における調査データ他)。〝ガン死〟と処理される八割もが、じつは猛毒「抗ガン剤」、有害「放射線」、過剰「手術」の〝三大療法〟による重大副作用で〝虐殺〟されている!　それは医師による業務上重過失致死罪(刑法二一一条)です。

医師が「この抗ガン剤で亡くなるかも……」と思って投薬したのなら殺人罪です（刑法一九九条、未必の故意）。れっきとした重大な刑法犯罪でありながら医師はだれ一人逮捕されません。それどころか処罰すらされない（拙著『ガンで死んだら110番……』五月書房、他参照）。

あなたは八割もの確率で、騙《だま》され、殺される道をえらんでしまったのです。

●これら一〇冊は約一〇〇％の確率で救う

それとは反対に『**ガンになったら読む一〇冊の本**』**は、あなたをほぼ一〇〇％の確率で救う道筋を示しています**（「いずみの会」年間生存率は一〇年平均九五％！ 本書第9章参照）。

これら一〇冊の本は希望の未来行きキップです。あなたが、この本を手にとったということは未来に生きるキップを手にしたも同然です。

しかし、ガン患者のかたが、これら一〇冊に出会う確率は残念ながら一〇〇人に一人以下でしょう。残り九九人は医者が書いた〝勧誘本〟にすがって命を落とす道に誘われこむのです。悲しい外《はず》れクジです。厚労省の医療課長ですら「抗ガン剤は使ってもまったく効かない」と発言しています。私の取材に対し、厚労省技官ですら「抗ガン剤でガンを治せないのは常識」「抗ガン剤は強い発ガン性で他臓器に発ガンさせる」と証言。さらに医師たちは「放射線は抗ガン剤以上に有害無益」とホンネを漏らす。

なのに九九％のガン患者たちは、そのような事実はまったく知りません。病院という名の虐殺場の前に我れ先にと争って長い長い長蛇の列をつくる。わたしはあきれ果てて天を仰ぐ。「無知」のなんという恐ろしさ……。「無知」のなんという悲しさ……。

●「無知だった」――筑紫哲也さんの嘆き

「ぼくは……自分がいかにガンについて無知だったか、深く反省しています……」。

これは故・筑紫哲也さんが番組で残した最後の言葉です。――二〇〇八年一一月七日、没。享年七三歳。筑紫さんは前年の五月一〇日、虎の門病院に検査入院し、肺ガンであることを告知された。驚いたことに、その翌日から三種類の抗ガン剤を投与されています。間をおかず放射線照射も開始。肺の小細胞ガンだったため〝三大療法〟のうち手術以外の抗ガン剤、放射線がその身体を襲いました。

筑紫さんが残した闘病記「がん残日録」（『文藝春秋』二〇〇九年二月号）は希代のキャスターの苦悶、苦闘の日々を生々しく伝えています。

七二歳の誕生日、六月二三日。「自宅で、一日中、体調不良に苦しみながら過ごす」。

このえもいわれぬ苦しみは抗ガン剤という猛毒物質を打たれ、さらに有害な放射線を照射されたためのもの。ガンは治るどころか、自らの反抗ガン剤遺伝子（アンチドラッグ・ジーン：ADG）を変化させ凶悪獰猛《きょうあくどうもう》に変身していった。彼はガン発覚のときから、やってはいけない最悪〝療法〟に引きずりこまれてしまった。七月に入り、もう重大副作用が現れてきた。放射性肺炎……。「高熱続く、もぐらたたき状に病状」(闘病記)。

一二月、呼吸不調など、体調はさらに悪化する。筑紫さんは〝治療〟の合間をみて二〇〇冊以上のガン関連本を読破したという。さすが、ジャーナリスト魂《だましい》。そこで彼は自分が受けているガン治療の過ちと限界に気づく。

●遅し！『笑いの免疫学』等との出会い

明けて二〇〇八年一月二二日。ひさびさに『NEWS23』画面に白いキャップをかぶった筑紫さんが登場。「……じつは、人間の体には、毎日だれでも約五〇〇〇個のガン細胞が産まれているそうです」。穏やかな語りだしに思わず耳をそばだてた。「毎日、ガン細胞がこれだけ生まれても私たちがガンにならないのはナチュラル・キラー細胞（NK細胞）という免疫細胞が日々、これらガン細胞を攻撃しているからです」。身を起こし画面に見入る。筑紫さんの背後にはガン細胞を攻撃するNK細胞の顕微鏡映像を映しだす。

「……これらNK細胞は心の影響を受けやすく気分が落ち込んだりすると数は減り、笑ったり、前向きの心を持つと増えることがわかってきました」「だから、最近、ガンの治療法として『笑いの療法』『いきがい療法』などが見直されています」。

これは私が『笑いの免疫学』（花伝社）や『抗ガン剤で殺される』（同）、さらに『ガンで死んだら110番……』（五月書房）で、もっとも強調している重要ポイント。筑紫さんは、これらの本をまちがいなく読んだ。そう確信しました。そして、彼は冒頭の深い反省の言をシャイで柔和な笑顔でポツリともらしたのです。しかし、とき遅し。すでに抗ガン剤等の魔手は筑紫さんの体を急速に蝕みはじめていた。「腹腔《ふくこう》動脈リンパ節、膵頭部《すいとうぶ》・膵尾部《すいびぶ》近傍《きんぼう》、傍大動脈リンパ節に転移が出現しています。肝転移、多発骨転移……」（病院所見）。「闘病記」にも「転移に次ぐ転移……」「最初に発病を告げられた時よりも衝撃は大きく重い」「堂々たる癌だらけの身体」と記《しる》されている。

●〝ジャーナリズムの巨星〟の慙愧《ざんき》

そして主治医から家族へ冷酷な宣告。余命三カ月――。だが本人には伝えられなかった。

このころから筑紫さんは、免疫療法にも活路を求め始める。私の胸中に無念の叫びが、わきおこる。「遅すぎるヨッ！　筑紫さん……」。抗ガン剤、放射線で叩かれたガン細胞は変身し、手がつけられないほど兇暴化している。

四月一〇日、従来の抗ガン剤に加えて、新たな免疫療法（樹状細胞療法）を併行して開始。しかし、これは火事を消すのにガソリンと水を交互にかけるようなものだ。

「抗ガン剤――効かなくなり、副作用強まる。半年――一年――ずっとやると力なくなる。数字に出ない（が）、生命力落ちてる。免疫力奪われていく」（「闘病記」七月七日）

さらに抗生物質、モルヒネ、痛み止め……と、浴びるような薬漬けに。ベッドに寝たきりとなる。一一月五日より、昏睡状態。直前に紙とボールペンを次女に求め、這《は》うような文字でこう記した。「Ｔｈａｎｋ　ｙｏｕ……」。

こうして一人のジャーナリストが〝殺された〟。「ぼくはいかにガンに対して無知だったか……」。あのお声と柔和な笑顔が目に浮かぶ。〝ジャーナリズムの巨星〟と称えられた彼にして、この慙愧《ざんき》の告白。

現代マスコミは製薬メジャーなど目に見えぬ巨大な力に支配されています。その報道は操作と支配による虚情報に満たされているのです。マスコミの寵児《ちょうじ》として持てはやされた彼も喉元《のどもと》までの虚の海を泳ぎ続けた犠牲者でしかありえなかった……。合掌――。

近代医療は命と金を貪《むさぼ》る巨大怪物と化した

●人間は治るようにできている

あなたには筑紫さんと同じ嘆きをくりかえさないでほしい。

ここで取り上げた一〇冊の本は、ガン治療のみを告発しているのではありません。

現代医療、いや近代からの医療そのものを、根底から批判しているのです。あなたは、ひたすら仰天絶句するでしょう。しかし、これら一〇冊の本が示す本質は、きわめて単純なる真理です。そもそも「人間は治るようにできている」のです。

それは古代ギリシアの医聖ヒポクラテスの次の箴言《しんげん》に拠《よ》ります。「人間はだれも生まれながらにして、自らの体内に一〇〇人の名医を持っている」。この「一〇〇人の名医」とは自然治癒力に他なりません。医聖は次のように諭《さと》しています。「われわれ医者が行うのは、これら名医たちの手助けに他ならない」。つまり医師の努めは「自然治癒力が十分にはたらくように手助けする」ことに尽きるのです。ガン治療でいえば自然治癒力（ＮＫ細胞）を増強させる。その一事につきます。なのに、抗ガン剤も放射線も手術もこのＮＫ細胞を殲滅《せんめつ》し激減させる。一〇〇人の名医たちを殺し尽す……！　それはもはや治療という名にすら値しない兇行であり蛮行なのです。

●薬物療法で病気は慢性化する

あらゆる生命体には常に正常な状態にもどろう、とする自然なはたらきが備わっています。それがホメオスタシス（恒常性維持機能）です。ちょうど振り子が元にもどるのと同じです。振り子を元にもどす引力……それが自然治癒力です。わたしたちが「病気」と呼んでいるのは身体が正常に戻ろうとしている「現れ」なのです。たとえば「風邪」を引いて熱が出る。咳が出る。それも、「治る」ため引力（自然治癒力）がはたらいている証《あかし》です。

「熱」はウィルス、病原菌を殺し、免疫力を高めます。「咳《せき》」は病原菌を排泄するのです。ではクスリは「病気」を治すのでしょうか？　クスリは、ほんらい毒物です。薬物療法は、その

〝毒〟に対する生理反応によって「熱」や「咳」などの「症状」を打ち消すのみです。だから薬物療法は対症療法にすぎない。「熱」や「咳」を押さえても「風邪」という「病気」は治せない。たんなる〝逆症療法〟……。それどころか、元にもどろうとする振り子を逆向きに押し返す。だから体は正常な状態にもどれない。クスリを飲んでいるかぎり振り子は元にもどれません。つまり急性病患が慢性疾患として固定されるのです。もうおわかりですね。本書で『医者が患者をだますとき』のメンデルソン医師が「近代医療で一割の救命医療のみ有効。九割の慢性疾患には無効」と断罪しています。これは、世界の良心的医師たちの正直な告白です。

●クスリ・お医者様〝信仰〟の悲劇

それどころか〝毒〟を生体投与する薬物療法には「主作用」と「副作用」があります。医師や製薬会社が希望する生理反応が「主作用」です。ところが生体は〝毒〟に苦しみ様々な拒絶反応を示します。それが「副作用」です。ところが、それが医師や製薬メーカーに新たな利益をもたらします。「副作用」で発熱した。なら「解熱剤《げねつざい》」という新たな〝毒〟を投与。すると下痢をした。なら「下痢止め」。嘔吐《おうと》したら「胃薬」……と、果てしなく、あらたな薬という名の〝毒〟を投与し続けることができます。製薬メーカー、医師にとって、笑いの止まらぬエンドレスの〝商売〟です。こうして何十種類もの〝薬漬け〟いや〝毒漬け〟医療の惨憺《さんたん》たる現状が産み出されたのです。これは患者にとっては地獄。医師や製薬メーカーにとっては極楽です。

それでも現代人の九割以上は「クスリが病気を治す」と信じきっています。医者が、病院が、病気を治すと無邪気に信じ込んでいるのです。おクスリ信仰、お医者様信仰……。巨大資本による洗脳（マインド・コントロール）はかくも恐ろしい。マスコミの巨星と呼ばれた筑紫哲也さんですら騙《だま》されて苦悶の死を遂げたのです。「無知だった……」。その無念を思ってください。

●国家・資本・薬物が支配した近代医療

このように近代医療は、その発端から虚構に満ちています。

一九世紀前半まで欧州では五つの医療流派がお互い補完しながら共存していました。それは**①ナチュロパシー（自然療法）**、**②オステオパシー（整体療法）**、**⑧サイコパシー（心理療法）**、**④ホメオパシー（同種療法）**、**⑤アロパシー（薬物療法）**です。
①は「食事」療法を中心とした療法。②は「体」の歪《ゆが》みを正して病気を治す。③は「心」のケアによる治療法。④は漢方のように「自然治癒力」（ホメオスタシス）を刺激。⑤は救命医療などを発展させました。
ところが⑤アロパシー（薬物療法）を牛耳る医学派閥は、当時台頭してきた国際的な石油・金融メジャーさらに国家権力と手を結び、世界の莫大な医療利権の支配に乗り出したのです。

三位一体の〝かれら〟は、まず①～④の伝統的な医学派に〝非科学〟〝迷信〟などのレッテルを貼り、徹底的に弾圧、排斥したのです。

〝かれら〟は国家そのものを支配したため、伝統医療を行う医師や治療師たちは、警察権力により逮捕、投獄の憂き目にあったのです。〝かれら〟は教育、メディアも支配したため伝統医療は誹謗中傷《ひぼうちゅうしょう》の攻撃にさらされ、ほとんどが廃業に追い込まれました。

こうして、⑤アロパシー（薬物療法）を中心とした地球規模の近代医療の利権体制が確立したのです。あなたは信じられますか？　大学医学部の教育で自然治癒力について、まったく教えていないことを……。『医学大辞典』（南山堂）から「自然治癒力」の項目が抹消されていることを……。患者が「勝手に治ってしまう」ことを教えたら「医者も薬屋もオマンマ食い上げ」だからです。あなたは背筋が次第に凍り付いていきたはずです。

●命と金を貪る巨大怪物の現代医療

かんがえてもみてください。「食」も「からだ」も「心」も「自然治癒力」も黙殺した医療が、果たして真の医療といえるでしょうか？　これらを無視した治療が病気を治せるでしょうか？　もはや幼子《おさなご》でもわかるでしょう。巨大資本の陰謀のもとに成長した現代医療は、病気を治すという本来の目的からとっくの昔に大きく逸脱しています。それはグロテスクな巨大怪物に変貌して夥《おびただ》しい無辜《むこ》なる人類の生き血と金を吸い上げてさらなる成長を続けているのです。その犠牲者の数はあまりに多い。果てしない骸《むくろ》の山は山脈のように築かれてしまった……。たとえばアメリカ人の死亡原因の一位はなんと医療過誤死！　その数七八万人……！　驚倒するほかない。二位、心臓病。三位、ガン……（ナチュラル・ハイジーン報告）。日本でも毎年三五兆円の医療費を、怪物は貪り喰い荒らしています。ガン利権だけで推計約一五兆円。食った跡には毎年約二七万人もの無残な骸《むくろ》と家族の悲嘆が残されているのです。

そして医師も、医学者たちも、その怪物に跪《ひざまず》く〝白衣の奴隷〟と化しています。しかし、本書に登場する医師たちは、その隷属《れいぞく》の頸城《くびき》を引きちぎりました。そして真実の声を上げている真に勇気ある医師たちです。近年、戒《いまし》めの鎖をちぎり、孤立を恐れず、この怪物に立ち向かう医師たちが増えています。かれらが真摯《しんし》に求めるのは、真に患者を癒《いや》し、治し、命を救う新しい医学の確立です。それは、いうまでもなくかつて近代医療が弾圧、追放した①〜④の伝統医療を統合した新しい医学なのです。

すでに世界各地で、その近未来医療に向かって地滑《じすべ》りのような動きが台頭しています。本書も、その動きに呼応するものであることはいうまでもありません。

●宇宙と生命の本質を知る

……さあ、ガンと診断されたあなた。あるいは家族にガン患者がおられるかた。本書で紹介する一〇〇冊の本は、ぜひ手に入れてください。未来に生きる大切なキップです。手に入れたあなたは一〇〇分の一のクジに当たったも同じです。それは生存へのアミダクジなのです。

本屋さんに行く必要はありません。電話一本で！　手に入れるかんたんな方法があります。それが**クロネコヤマトのブックサービス**（☎０１２０／２９《ブック》／９６２５《クロネコ》）。**オペレーターに電話でタイトルを告げるだけ**（クレジット・カード番号も入力なし！）。

それで数日後には本が宅配されます（本書目次コピーを同サービスへＦＡＸすれば、いちばんカンタン）。その他、アマゾンなどネットでも簡便に入手できます。

これら一〇冊の本は、ガンを治すだけではありません。あなたの生命《いのち》の本質への見方も変わるでしょう。あなたは「病気」とは身体が正常に戻ろうとする「現れ」にすぎないことに気づくでしょう。あなたは人間も宇宙（神）の一部であることを知るでしょう。野生の動物たちには、ガンも心臓病も糖尿病もウツ病もありません。かれらは宇宙（神）の意志――すなわち本能にしたがって生きているからです。悠然と遥《はる》か空を飛ぶ鳥は明日のことを思い煩《わずら》うこともありません。

神は自ら助く者を助ける（『聖書』）。
「他力《たりき》」は宇宙の法。「自力《じりき》」は自己の法。「他力」「自力」で「本願」を遂《と》ぐ（『仏典』）。

第1章

『医者が患者をだますとき』（PHP文庫）

ロバート・メンデルソン著、弓場隆訳

定価六二九円＋税

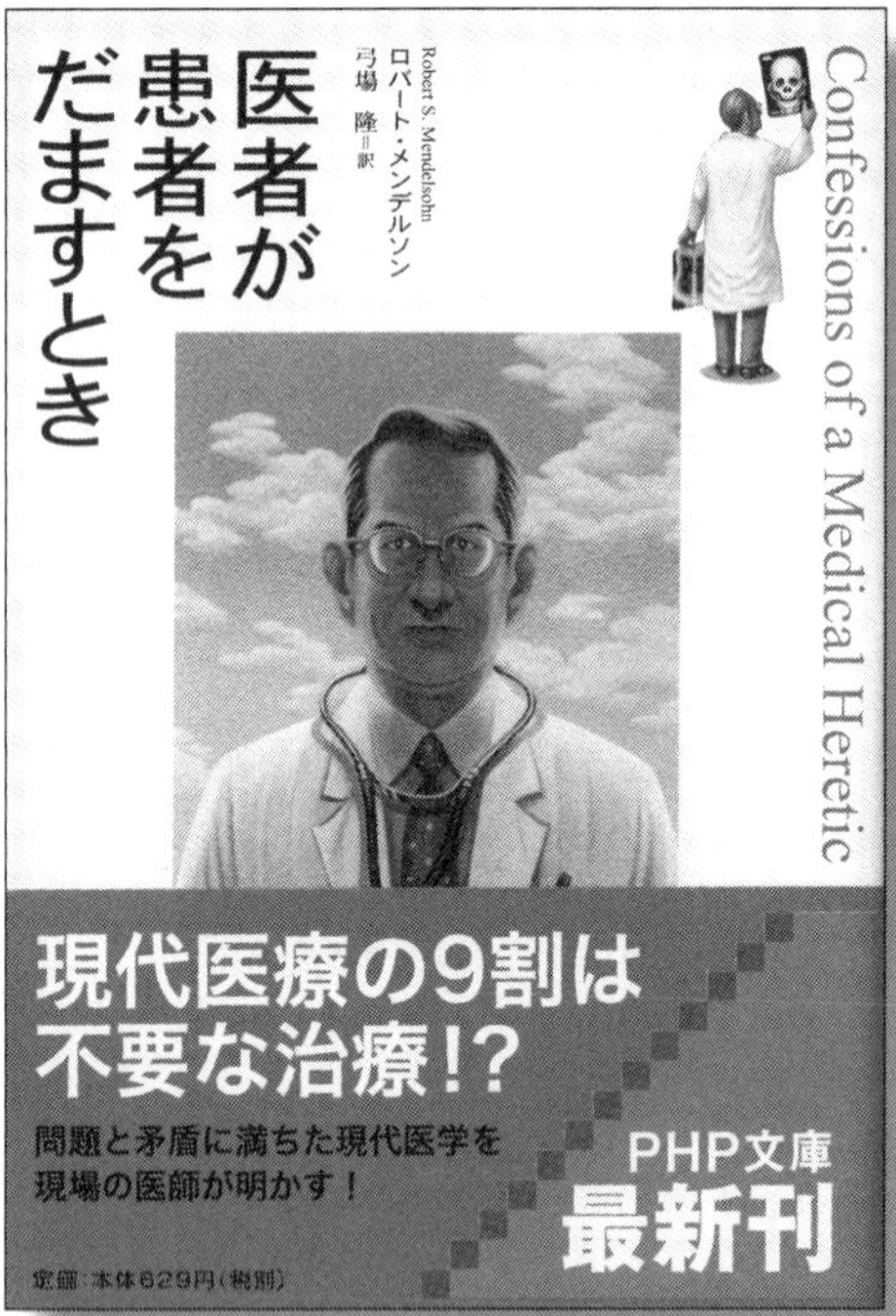

あなた、病院に行くと病気になりますよ！
医者がストをしたら死亡率が半減した……！
（イスラエル）

●全国の患者に一読をおすすめする

この一冊は、病院の待合室にいるあなたに読んでほしい。長椅子に座って延々と診察時間をひたすら待っている、善男善女のかたがた全員に手にとってほしい。日本の医療は三時間待ち、三分診療といわれる。なに、この本一冊読む時間などたっぷりありますよ。

そして、最初のページからめくって、じっくり読んでもらいたい。あなたは、途中で診察を待つのが怖くなり、病院待合室から脱出したくなるでしょう。それは、正しい反応です。

え……？　呼び出しの声が聞こえるって。そんなの無視してスタコラ逃げ出しなさい。

文庫に収録される前の草思社版の本の帯のキャッチフレーズは「あなた、病院に行くと病気になりますよ！」。

病院に行けば、病気になる――つまり、現在の病院は「病気を治すところではなく、病気をつくるところ」である。その衝撃的な事実を、現場の医者がズバリと指摘、告発しているのです。「問題と矛盾に満ちた現代医学」を批判した〝激辛〟の書！

●「民衆のための医者」警世の書

この一冊は、アメリカの現代医療を告発しているだけではありません。

一九世紀半ばに成立した近代医学そのものを真っ向から批判しているのです。その意味から、実に希有《けう》な本です。これは、人類が正しいと信じてきた近代以降の現代文明そのものに、根底から疑問を、告発の怒りを投げかけているのです。

その意味で、この一冊は、きわめて優れた文明批判の書でもあります。

この本が深い説得力を持つのは著者ロバート・メンデルソン医師の高潔な人柄によります。

「——アメリカでは『民衆のための医者』と呼ばれて親しまれた小児科医。シカゴ大学で医学博士号を取得。マイケル・リース病院院長、イリノイ州立大学医学部准教授（小児科、予防医学、地域保健学）、同州医師免許委員会委員長、全米保健連盟（ＮＨＦ）会長、国際医学連盟顧問……など歴任。本書はアメリカで三〇万部を超えるベストセラーとなった」（著者紹介、要約）。

残念なことにすでに故人となられているが、その穏やかな笑みを浮かべる風貌からも、誠実さが伝わってきます。

●現代医学の神は〝死に神〟である

——さて、私がこの本でもっとも衝撃を受けた箇所から、まず引用しましょう。

メンデルソン医師は「現代医学は『死のための医学』である」と断罪する。そして、こう衝撃の事実を記《しる》す。「医者が仕事をしないと病人が減る」。つまり、医者の仕事は「病人を増やすこと」と断定している。彼は言う。「現代医学は、残忍な偶像崇拝の宗教である」と。そして

「なぜ、私たちは、この宗教を打ち破らなければならないか。その理由は、この宗教の神と直面すれば、わかるだろう。現代医学の神の正体……それは、死に神なのである」。

「医者の労力のかなりの部分が、人を死に至らしめる行為に費やされている。現代人は、この由々しき事実から目をそらせてはならない」「現代医学に限っては、人の死は成長産業である。医学雑誌を開けば、避妊、中絶、不妊手術、遺伝子診断、羊水診断、人口ゼロ成長、尊厳死、安楽死など、必ず目にするのが、これらの最新報告である。こうした医療行為が目指しているのは、生命の管理と終結である」「深く考えもせずにこんなことを礼讃している世の中は、宗教的狂乱に陥《おちい》っているとしか言いようがない。いずれの医療行為にも人間の本質を見失わせる好ましくない影響があるにもかかわらず、ひとびとは科学的な正当性が欠落していることに気がつかないように情報操作されている。どの医療行為も、その本質は『死の儀式』にほかならないのだ」。

●医者がストをしたら死亡率激減！

そして、背筋の凍る現実を、淡々と報告する。

「……『医療による大量虐殺』という言葉がある。これはクェンティン・ヤング博士が唱えたもので『医者が組織的に大量の人間破壊を行っている』という意味である。

〝現代医学教〟が、いかに猛威を振るっているかは、医者の団体がストライキに入ったときに、はっきりと現れる。医者が仕事をやめると、世の中が平穏になるのだ。

一九七六年、南米コロンビアの首都ボゴダ（現サンタフェデボゴダ）で、医者が五二日間のストライキに突入し、救急医療以外は、いっさいの治療を行わなかった。現地の新聞は、ストがおよぼした奇妙な『副作用』を報じた。ストの期間中、死亡率がなんと三五％も低下したのである。国営葬儀協会は『この現象は偶然なのかもしれないが、事実は事実である』とコメントした」。

そして、ストが終わって首都の病院が再開すると、低下した死亡率はもとに戻った！

つまりボゴダ市のひとびとの三五％は、病院で〝殺されていた〟のだ。ストが収拾されずに、永遠にストライキが続いて病院が閉鎖されたままでいれば、同市の三分の一強の人口は〝殺されず〟にすんだはず。このボゴダ市の衝撃的事実は、現代医療が患者の〝殺人システム〟となっていることを、白日のもとに明らかにしたのです。

まさに、現代医学の神の正体は〝死に神〟でした。

「一九七三年にはイスラエルでも似たようなことが起きている。（医者の）ストが決行され、診察する患者の数が一日六万五〇〇〇人から七〇〇〇人に減らされた。ストは一カ月間続いたが、エルサレム埋葬協会によると、イスラエルでも『ストの期間中、死亡率が半減した』という。イスラエルでこれほど死亡率が減少したのは、二〇年前にやはり医者がストをしたとき以来だったという」

「一九七六年、ロサンゼルスでも医者がストライキを決行した。このときの死亡率の低下は一八％だった。カリフォルニア大学ロサンゼルス校で医療行政を研究するミルトン・レーマー教授が、一七の主要病院を調査したところ、ストの期間中、手術の件数が六〇％も減少していたことが明らかになった。そして、ストが終わって医療機器が再び稼働を始めると、死亡率はスト以前と同じ水準に戻ったのである」

●医者は九割の医療行為をやめよ

ボゴダ、イスラエル、ロサンゼルス……と、次々に明らかになってきた現代医療の虐殺装置の暗黒部……。しかし、このていどで、驚いてはいけない。ふりかえって日本のガン医療現場は、さらに凄絶なホロコースト（大量虐殺）の様相を呈しています。「年間三四万人がガンで死んでいる」と厚労省は平然と発表しています。しかし、その八割、約二七万人は猛毒抗ガン剤、有害放射線、不要手術の三大療法で「虐殺されている」のです。

日本全国で、もしも医者が全員ストライキに突入して、ガン治療を行わなかったらどうなるでしょう。おそらく「日本では年間のガン死亡者三四万人が八〇％も激減した」と海外へ衝撃ニュースとして配信されるでしょう。

メンデルソン医師の独白です。

「……かねてから私は『医者は永遠にストを続ける必要がある』と主張してきた。医者が医療行為の九割をやめて救急医療にだけ取り組めば、人々の健康状態は間違いなく改善されるはずである」

●検査漬け〝殺人兵器〟レントゲン装置

現代医療は、**①検査漬け**、**②クスリ漬け**、**③手術漬け**、**④放射線漬け**の〝四漬け〟でボロ稼ぎしている。メンデルソン医師は、これらを全てやめて「救急医療のみに取り組め」と主張している。すると人々は「殺されずにすむ」のです。

すでに①検査漬けの段階で、数多くの〝虐殺〟の種がまかれる。

もっとも恐ろしい〝殺人兵器〟がレントゲン装置です。

「……さまざまな医療機器のなかでも、いちばん普及していて、しかも危険度においては、これに勝るものがない」と彼は評価する。「だが、危険とは知りつつも、レントゲンがもつ宗教的な意義は大きい。医者にとってレントゲン装置と縁を切ることほどつらい別れはないだろう。なにしろ、自分では見られない体のなかを透視できるのだ。そのレントゲン装置を自在にあやつる医者に、患者が畏怖《いふ》の念を抱くのも無理はない。医者は患者のこの心理を見抜いている。それに陶酔した医者は、ニキビが発生するカラクリから、胎児の成長の神秘まで、ありとあらゆる検査にレントゲン装置を使いまくる……」

●Ｘ線が白血病、発ガン原因とは

そういえば、Ｘ線撮影写真を明かりにかざして、患者に患部の説明をする医者の姿は、だれにでもおなじみです。医者の世界では「Ｘ線写真が読めて一人前」という。それだけ日常茶飯でＸ線を使いまくっているわけです。むろん、患者の健康などハナから頭にはない。メンデルソン医師は、そのレントゲン乱用の恐怖の副作用を告発する。

▼小児白血病：「小児白血病が胎児のときの医療被曝、つまりレントゲンと深い関連があることは、すでに実証されている。だが、医者はそれには無頓着《むとんちゃく》をきめこむ」

▼甲状腺機能低下症：「二、三〇年前に頭部、首、胸の上部に放射線を浴びた人たちの間で、甲状腺機能低下症が何千、何万という単位で発生している……」

▼甲状腺ガン：「甲状腺ガンは、歯科医のレントゲン検査一〇回で浴びる放射線量を下回る線量の被曝でも発生することがある」

Ｘ線検査乱用の恐怖はとどまらない。

すでに何人もの科学者がアメリカ議会で、こう警告、証言しているのです。

「たとえ低線量の放射線でも、人体に照射すると遺伝子を損傷して、現世代だけでなく、それ以降の数世代にわたって大きな影響をおよぼす恐れがある」「Ｘ線は、糖尿病、心臓病、脳卒中、高血圧、白内障といった、いずれも加齢に伴う病気の原因となる」

メンデルソン医師も警告する。

「ガンや血液の異常、中枢神経系の腫瘍の原因が放射線にある、と指摘する研究はほかにいくらでもある。病院や診療所、歯医者で受けた医療被曝が直接の死因だと見られる死亡者は、毎年四〇〇〇人以上にものぼると推定されている」

●X線写真の読影はデタラメ不正確

ここまで読んでも「しかしなあ……」と溜め息をつく読者も多いでしょう。

「たしかにX線は危ないことはわかる。しかし、それより危ない病気を発見するためには、やむをえんのじゃないかナァ……」。

ところが現実は、無意味かつ不正確なX線撮影が山のようにおこなわれている！

メンデルソン医師は、告発を続ける。

▼胸部レントゲン検査：「一九五〇年代においても、すでに『胸部レントゲン検査はじっさいの治療には意味がない』と教わった」

▼乳ガンX線検査：「乳房レントゲン撮影法（マンモグラフィー）という乳ガン検査の診断が正確を欠くことは、実習を受けた医者も、何も受けていない医者も同じである」

▼胸部X線写真：「重症患者の胸部レントゲン写真の読影では放射線技師の二四％が他の技師の読影と食い違っていた。そして、同じ写真を再度、読影すると、技師の三一％が以前とは

異なる結論を出した」

▼肺Ｘ線写真：「別の研究では、肺に明らかな異常を示す胸部レントゲン写真を〝正常〟と誤読した者が三二％いたことが判明している」

技師の二四％が他の技師と解釈が異なり、さらに本人が同じＸ線写真を再度、読影すると三一％が前とはちがった結論を出す。患者が畏敬するＸ線検査がいかに不正確、いい加減なシロモノかが、よくわかる。同様にＸ線写真の誤読、解釈がてんでんバラバラであることを立証する報告は数多くある。

●危険で不正確な「被曝の儀式」

ちなみにレントゲン検査が〝進化〟したＣＴスキャン装置は、一度の撮影でＸ線写真の百倍レベルの被曝をするという。その危険きわまりないＣＴスキャンが日本ではガン検診の現場で多用されている。その結果、なんと発ガンの**三・二％**はＣＴ撮影時によるＸ線被曝による、という。ガン検診が発ガン原因とは……！　これほどのブラックジョークはない。まさに、知らぬは患者ばかりなり。

「レントゲン検査は、その『危険性』と『不正確』がいくら指摘されても、多くの医者と歯医者の診察室で聖なる検査としていまだにあがめられている。毎年、数十万人の女性が胸部レントゲン検査を受けるために順番待ちしているのは皮肉な状況だ。マンモグラフィーが、乳ガンを発見する以上に乳ガンを引き起こしている、という科学的な証拠は、活字となっていくらでも出版されているというのに……」

「こうした『被曝の儀式』とでも呼ぶ診察行為は、現在でも至るところで行われている。年中行事となった定期健康診断や就職・入学のさいの集団健康診断である。いろいろな人たちの話や手紙によって、私はこんな事実を知った。『あなたは健康そのものですが、念のために一応胸部レントゲン検査を受けておきなさい』と言ってくる医者はたくさんいるのだ。ある人は、ヘルニアの手術を受けに病院に行って、胸部レントゲン写真を六枚も撮られた。この人は放射線技師どうしの会話から、『自分を実験台にして放射線量を試していることは間違いない』と判断している。また、この人が歯医者に金属冠の交換で行ったときに、三〇枚もレントゲンを撮られた、という」

●患者九九％が再検査で〝完治〟とは！

かくしてメンデルソン医師は、臨床検査は「患者の利益より不利益になることが多い」と断定する。臨床検査の不正確さは「もはやスキャンダルと呼ぶべきありさま」と、この良心的医師は天を仰ぐ。

一九七五年に、米国疾病対策センター（ＣＤＣ）が衝撃リポートを公表している。それは、全米の検査室で発生した検査ミスに関する調査結果である。このリポートによれば、検査ミスが発生した割合は、全体の四分の一以上にたっしている。

その内訳は、**▼細菌検査(一〇~四〇%)、▼臨床生理検査(三〇~五〇%)、▼血液型検査(一二~一八%)、▼血液検査(ヘモグロビン・血清電解質)(二〇~三〇%)**……。

あなたが痛い思い、怖い思いをし、高い料金を払って受けた検査が、このいい加減さなのだ。

CDCの調査結果はコメディに近くなる。赤血球性貧血症の検査ミス三一%、白血球増加症の誤診三三%。さらに「正常な検体を白血病と〝誤診〟した割合が一〇~二〇%にも達していた! つまり一〇人のうち一、二人は白血病でもないのに、白血病と診断され過酷な治療が施された恐れがある。

「……(異常と診断された)二〇〇人の患者のほぼ九九%に相当する一九七人に、検査を繰り返しただけで『異常が完治した』という検査結果が出た、という研究もある。私はこれを『傑作』と評価している」(メンデルソン医師)

●検査は「占いの儀式」「神のお告げ」

この衝撃的CDCリポートにショックを受け呆《あき》れかえるのは、まだはやい。

この調査報告は、全米の検査室の一割以下しか監視していない。ここにあげられた検査ミスの数値は「最高水準の検査室の、しかも最高水準の研究の実態」なのだ、という。

最高レベル検査でこのデタラメさ……。残る九割以上は、国民が高い料金を払って、みずから人体実験で確認するしかない。結果はいうまでもなく棺桶行きコースが待ち構えているだろう。

「医者はばかばかしいほど念入りに検査を行うことを美学としており『検査を受けなさい』と指示を出しまくる」「検査結果というものは不正確きわまりないしろものである」「検査は『占いの儀式』、検査結果は『神々のお告げ』とでも呼んだほうがいっそふさわしい」（メンデルソン医師）

●患者は研究ノルマ達成のモルモット

なぜ、このように不正確で、危険な検査があらゆる医療機関で執拗にくりかえされるのだろう。その理由をメンデルソン医師はこう指摘する。

「患者たちは〝教材〟として使われる」。そして、どんな健康診断でも患者は常に「医者に利用される危険にさらされている」のだ。

たとえば医学論文を仕上げるにも、資格認定を取るにも、決まった量の臨床データが必要となる。この検査ノルマを達成するために、医者は患者に不必要な検査まで熱心にすすめる、というわけだ。

「ノルマ達成のための検査は、どの専門領域でも同じである。心臓学の実習生なら、認定までに心臓カテーテル検査を年間最低一五〇回から二〇〇回、場合によっては五〇〇回も行わなければならない」（メンデルソン医師）

なんのことはない。患者は医者の研究のための〝モルモット〟とされているのだ。

かれらの頭の中にあるのは、患者にとって必要な治療かどうかではない。検査ノルマの達成のみだ。不必要な治療で、かりに患者を〝殺して〟も、ノルマ達成のためには仕方がない、というわけだ。

●異常がないのに「異常あり」とは!?

このように検査がデタラメだから、診断はさらにメチャクチャとなる。

メンデルソン医師は「病気は医者が作り出す」という。「健康診断でも、じっさいには異常がないのに『異常あり』と判断をくだしてしまう傾向が医者にはある」という。信じられずあぜんとする。なぜ、そんな不条理がまかりとおるのか？「それは、医者が仕事にしているのが、健康の発見ではなく、病気の兆候の発見だから」という。

よって「健康と病気は、医者の思惑と都合でいかようにも解釈することができる。サジかげんは医者しだいなのだ。この手を使えば、病人の数も医者の思うがままに操作することができる。例えば、高血圧の診断をくだすとき、医者は、高いとはいえ正常値の範囲にあるものも含めて、境界型高血圧としてひとくくりにしている。こうして、かなりの量の強い薬が高血圧の治療と称して使われることになる」。

●「医者は失敗を棺桶の中に葬る」

日本では、もっと悪質である。その典型がメタボ健診。二〇〇八年度より、国が強制的に実施することになった。その陰謀の狙いは、あらたな薬漬け市場の開拓……。すでに、七〇歳以上の二人に一人は、血圧降下剤を処方されている。日本での医薬品売り上げ一位が降圧剤なのだ。その副作用は認知症、ガンなど、悲惨きわまりない（拙書『メタボの暴走』花伝社）。

「……血圧が上がったのは、診察室で白衣の医者を前にして緊張したためかもしれない。いわゆる『白衣高血圧』が原因で血圧が上がることよくある。これは一過性の現象にすぎないのだが、医者はそんなことはお構いなく、必ずといっていいほどの降圧剤を処方する。では、その降圧剤はどのような効能があるか、というと、ほとんどないのである。そのかわり副作用のほうが、頭痛、眠気、倦怠感、吐き気、インポテンツとまことに豊富である」そしてメンデルソン医師はこうアドバイスする。「医者のいうことは、押し売りと同じであまり信用してはいけない」。かくして患者は大量に怒濤のようにクスリを飲まされる。アメリカ人の死亡原因の一位が薬害などの医療過誤であるのもとうぜんだ。しかし、だいじょうぶ。「医者は失敗を棺桶の中に葬る」（メンデルソン医師）からだ。

●医学研究もインチキ捏造だらけ

「検査漬けの儀式」の後には「薬漬けの儀式」が待っている。

「……もとを正せば、入院患者の多くは、通院の段階で医者から処方された薬を服用して、その副作用が原因で入院するはめに陥ったということである。アメリカとイギリスの入院患者のうち、少なくとも五％の患者は、薬の副作用が原因で入院していると推定されている」

では、これら検査のあとのデタラメ診断で処方される薬は、どのように認可されるのだろう？

医薬品認可の前提となるのが、さまざまな医学研究だが、これがまた喜劇的にいいかげんなのだ。メンデルソン医師は「インチキな医学研究だらけ」と真っ向から批判する。

「インチキな研究報告は日常茶飯事で、新聞もいまさら大きく取り上げたりはしない。新薬の臨床試験について、アメリカ食品医薬品局（ＦＤＡ）が調査をしたとき、いいかげんな使用量、データの改変と捏造《ねつぞう》、ダンピング（廃棄）が繰り返し行われていることが明らかにされている。こうした不正行為の背景には、医者が製薬会社に雇われて、ＦＤＡの新薬認可の基準に合格する研究報告ばかりを作成するという事情がある」

●実験ネズミに着色するペテンも

アーネスト・ボレク博士（コロラド大学）は憤慨《ふんがい》とともに告発している。

「あいまいでいいかげんなデータが科学誌にそのまま掲載されるケースが、最近ますます増えている」

サルバドル・リリア博士（マサチューセッツ工科大学教授）は、ノーベル生理学・医学賞を受賞した泰斗《たいと》だが、やはり学界の腐敗を嘆じる。

「共同研究者の一人が実験データを捏造《ねつぞう》したため、非常に高い評価を受けている科学者たちが研究データを撤回するはめになったケースを、私はいくつも知っている」

白衣の科学者の姿は、まさに清廉潔白《せいれんけっぱく》の学究の徒にみえる。

しかし、その内実はサギ師どうぜんの輩《やから》がゴロゴロいるのだ。

たとえばガン治療に関する世界最大の研究機関スローン・ケタリング研究所でも、呆れたインチキが露見した。研究員W・サマリン博士は実験動物に着色するというペテン研究を平然と行っていた。それはネズミの組織移植が成功したと見せかけるためであった。

●論文も不正ペテンだらけで全滅……

米科学基準局リチャード・ロバーツ博士の証言。

「科学者が科学誌に発表するデータの半分あるいはそれ以上が無効である。研究者が正確にデータを測定した、という証拠もなければ、首尾一貫して研究が行われたという証拠もないのが現状だ」

つまり有名科学誌であっても、発表された研究データの「半分以上が無効」なら、もはや科学誌の名に値しない。サギ師たちの同好誌みたいなもの。底無しの不正告発に声もない。現代医学界は、それほどまでに腐敗しきっているのだ。

「アイオワ州立大学の心理学者レロイ・ウォリング博士は、学生たちに科学論文の執筆者三七人にあてて手紙を書かせ、論文の根拠となったデータの提供を求めた。回答してきた三一人中二一人は『データを紛失したために応じられない』と返事を寄こした。届いた七つのデータを分析して、博士はこう結論づけた。『いずれもあまりに重大なミスが含まれているため、科学的事実としてあつかうことはできない』」（メンデルソン医師）

いやはや……。つまり科学論文の執筆者三七人のうち六人は質問黙殺。回答者三一人の約三分の二（二一人）は「データ紛失」と嘘《うそ》をいい、かろうじて届いた七つの論文の基礎データは「ミスだらけで使い物にならない」。つまり、ほとんど不正まみれで、全滅である。

●〝狂育〟が産む白衣のマフィア

こんな詐欺犯罪というべきデタラメ研究論文で、医薬品は認可されている……！

つまり、医薬品の効能なども嘘八百となるのは当たり前だ。

もはや、かれらを〝研究者〟と呼ぶわけにはいかない。かれらこそ白衣の医療マフィアたちなのだ。

恐ろしいのは、このような白衣のマフィアたちが、研究者の顔をして、大学の医学部教育を担《にな》っていることだ。

そこにあるのは「恐るべき医学部教育」でしかない。メンデルソン医師は断言する。「医学部の入学試験と教育方針では、有能な医者を育てることは、まず不可能である。得点を競う通常の試験、医学部入学試験、大学での平均評価値の重視という点数絶対主義による入学審査制度では、人とろくに話もできないうえに、人間的な交流を嫌うタイプの学生を選ぶことになってしまう。そればかりか、この関門を通過できるのは、現代医学の独善的な権威に素直に服従する学生ばかりである。彼らは自分一人の成功だけを願い、批判精神に欠け、誠実さとか清廉さといったものにはほとんど縁がない」

これは、まったくそのまま日本の大学医学部にも当てはまる。

医学〝狂育〟が、白衣のマフィアを大量生産しているのである。

●〝闇の力〟に跪拝《きはい》する僕《しもべ》たち

メンデルソン医師の静かで厳しい告発でしめくくろう。

「……厳しい階層社会の医学界では、もっぱら受け身の姿勢で教育を受け、教授が安心して答えられる質問だけをする学生が求められている」「アメリカで医学教育に携わる最高の教授陣でさえ、医学教育にも『半減期』が適用される……と言っている。医学生が医学部に在席する四年間のうちの二年間の教育内容が間違っていて、さらにその二年のうち一年が間違ってい る……というぐあいである。問題は、医学生には、どちらの半分が正しくて、どちらの半分が間違っているのかが、区別できないまま、教わったことすべてを覚えなくてはならない、ということだ」

はやくいえば、現代医学はペテンの堆積で成り立っている。それは、世界の医学教育を隠然と支配す〝闇の力〟があるからだ。それは地球規模で支配する製薬メジャーなどの巨大な医療利権である。かくして、その医学〝狂育〟現場では、その〝闇の力〟に跪拝《きはい》する従順な白衣の僕《しもべ》たちが大量に産み出されているのだ。こうして……。

「……医学教育は、優秀な学生を愚かな学生にかえて精神を腐敗させ、健全な医学生であっても病的な人間に変えてしまう」

「知人の医者から、こんな手紙をもらった。『人々に希望を与え、世の平和に貢献するために、医者だからこそできることは何だろう？』。私は返事を出した。『医者をやめることだね』……」（メンデルソン医師）

第2章

『「薬をやめる」と病気は治る』（マキノ出版）

安保徹（新潟大学大学院医学部教授）著
定価一五〇〇円＋税

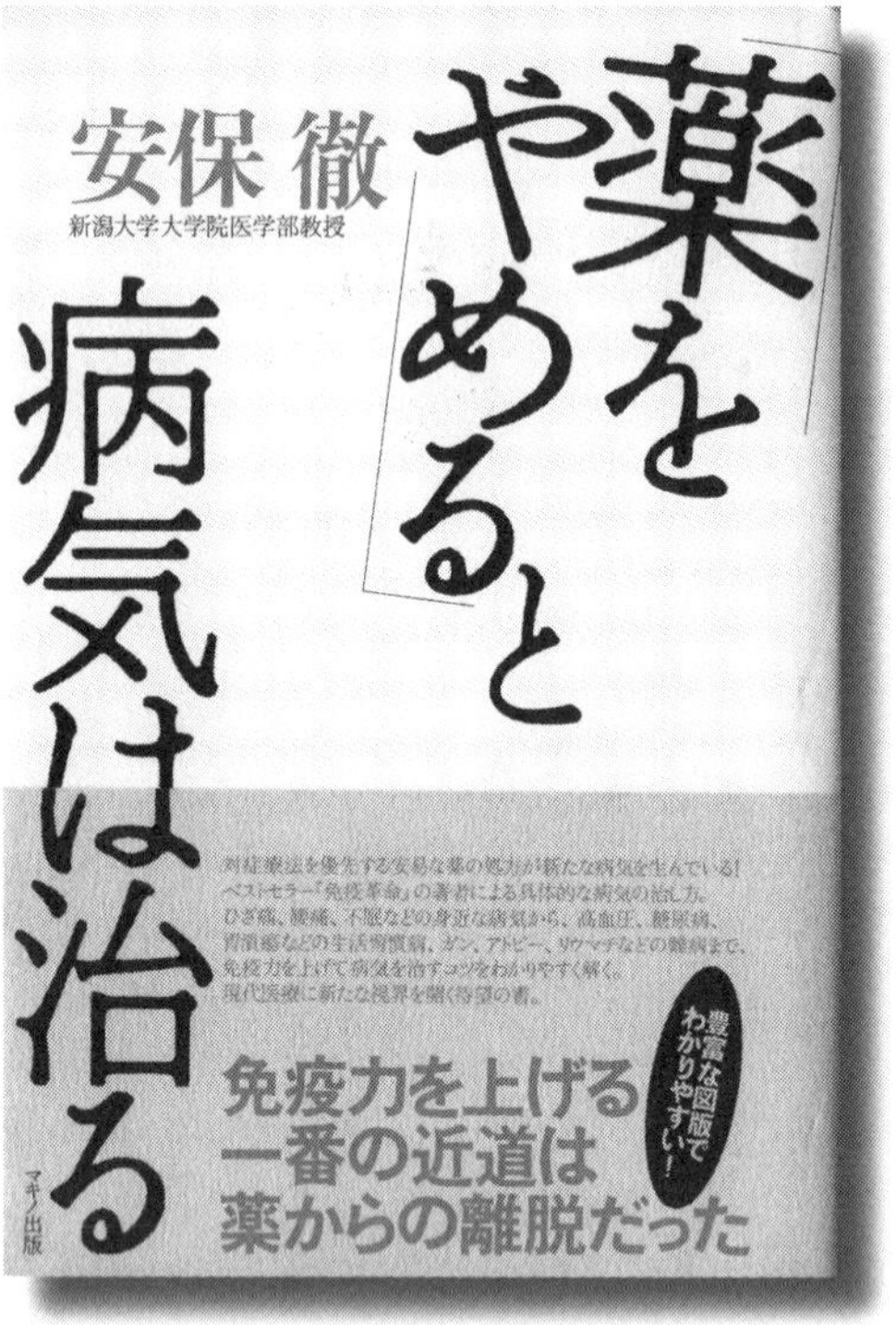

免疫力を上げる一番の近道は、「薬をやめる」ことだった

●孤立を恐れず信じる道を行く

安保徹先生は、私にとって医学問題の大先達です。

名著『免疫革命』（講談社インターナショナル）は内外の医学界に一大衝撃を与えました。それは、交感神経系と免疫系の相関を鮮やかに立証したものです。それは「心身一如《しんしんいちにょ》」の東洋思想を、医学的側面から立証するものでありました。

安保先生にお会いしたのは『ガンは治るガンは治せる』（花伝社）の鼎談《ていだん》がきっかけでした。韓国で、やはり何万人ものガン患者を健康指導で完治させてこられた奇埈成先生と、私の三人の鼎談は、お互い屈託なく意見を交わす大変実りあるものでした。安保先生とは一緒に温泉にも入り、その温和な御人柄にも接することができました。私が安保先生を尊敬してやまないのは、孤立を恐れずみずから信じる医学研究の道を進まれているからです。……学派学閥、立身出世さらには医療利権にがんじがらめ、そんな医学界にあって、「我が道をいく」先生の生き方は希有《けう》なものです。

●抗ガン剤をやめればガンも治る

先生のお声を最初に聞いたのは拙書『抗ガン剤で殺される』（花伝社）の電話取材。「ガンがあっても快適に生きればいいですよね？」とガン患者としての生き方をたずねると「快適だとね、ガンは自然に消える。治っちゃうんだヨ」と明るい声。これには驚いた。「快適という状態は、（NK細胞など）リンパ球が非常に多い状態。けっきょく、消えちゃうんです。あちこちに『患者の会』って、あるでしょう。『いずみの会』とか……。ああいうところに所属して治った人たちは、初めは『ガンと共存していい』と思ってやってるけど、やっぱり二、三年たつと自然に消えているんですよ。けっきょく、ガンというのは『体にいいことやれば治る』。このことが、皆にいきわたれば、それでいいんです」。あまりに、アッサリ言われたので拍子抜けしてしまった。

私はこう質問した。「抗ガン剤の〝毒〟を打つ……というのは、最悪で逆行しているわけですね？　上海に『ガンの学校』という団体があって、医者が見放した末期ガンの患者さんが集まって、そこの一番の約束事は、皆おおいに『笑う』ことだそうです。すると五年生存率が五一％と、他の医療機関よりずば抜けて高い」。

これに対して安保先生は「『笑う』ことは凄いパワーだからね。免疫的にいいです。ガン患者は、みんな深刻になっているからサァ。みんな暗い。まして、抗ガン剤やって、明るくなるわけないしね。やっぱり抗ガン剤の流れで〝プラス〟は一つもない」。

つまり抗ガン剤をやめればガンは快方に向かう。

●①悩みすぎ②働きすぎ③クスリの飲みすぎ

抗ガン剤批判など、現代医学界では絶対的なタブー。しかし、先生は恬淡《てんたん》と臆するところはない。医学界への批判で、様々な圧力はなかったのだろうか？

「はじめはあったネ……」とニヤリ。「『ステロイド剤は使わないがいい』と言ったり書いたりしてたら教授会に呼び出された」。それは弾圧だ！　と私もいささか気色ばみ、どうなりました、と安保先生に聞くと「『言葉足らずで……スミマセン、スミマセン』と謝ったら一五分くらいで終わっちゃった」。これには一同、大笑い。その争いを好まぬ温厚なお人柄にますます魅かれてしまった。なにものも恐れず真実を語り続ける先生は権威と利権の巣窟、医学界にとっては煙たい存在だろう。新潟大学医学部付属病院ですら、ある入院患者は部屋に安保先生の著書を置いていたら、担当医師は「こんな本を読んでいるのですか！」とロコツに不快な顔をしたという。しかし、先生は泰然自若《たいぜんじじゃく》、柔和な笑顔をたやさない。

淡々とわかりやすく語る、味わいのある津軽訛りの講演は、全国で圧倒的な人気だ。お話はふつうのオバちゃん、オジちゃんが聞いてもニコニコうなづくほど、わかりやすい。

先生は「ガンの原因は〝三すぎ〟にある」という。それは**①悩みすぎ。②働きすぎ。③クスリの飲みすぎ。**ナルホド……。

●NK細胞を減らしガン細胞が急増

これらは、すべて安保免疫理論の「交感神経の緊張状態」をつくりだす。すると「免疫細胞のリンパ球が減って、炎症細胞の顆粒球《かりゅうきゅう》が増える」。リンパ球はガン細胞を攻撃する大切な役割を担っている。その代表がNK細胞。いわばガンを殲滅《せんめつ》する攻撃部隊です。

「人間だれでも毎日、平均約五〇〇〇個数のガン細胞が産まれている」。これは、もはや常識です。それでも「ガンにならない」のは、体内をパトロールしているNK細胞等が、逐一ガン細胞をとらえて攻撃し、殺しているからです。ガン細胞の死骸は酵素で速やかに分解されて尿などから体外に排泄される。これが、ガンが自然治癒し、消滅するしくみです。だから、医学界が長らく言ってきた「ガンは不治の病」とは、真っ赤な嘘八百でした。

さて、「交感神経の緊張」とは一種のストレス状態。その心身の緊張に連動して、NK細胞は減少します。〝三すぎ〟はNK細胞を激減させるので、ガン細胞が激増するのもとうぜん。

③クスリの飲みすぎの最悪が、抗ガン剤なのです。とりわけ、抗ガン剤は造血機能を総攻撃します。つまりNK細胞を攻撃破壊する。ガンと闘っている味方の兵隊を空爆で皆殺しにするのと同じ。目のくらむ愚行です。つまりガン患者に抗ガン剤を投与するのは、燃えている家を消すのにガソリンをホースでかけているのと同じなのです。幼稚園児ですら卒倒するような狂気の愚行が、今日も全国の病院で一〇〇万人以上のガン患者に対して、粛々と行われているのです。それは、まさにヒトラー・ナチスが行った大量虐殺となんら変わりません。

●病院ではなく温泉に行こう!

では、ガンを治すには、どうしたらいいのでしょう？

「ガンを治す方法は三つある」と、安保先生は、ゆったりとおっしゃる。「それは**①笑うこと**。**②食事を改める**。**③体を温める**」。なんとまあ……かんたんなことでしょう！

この三つは、いずれも「交感神経の緊張」をゆるめ「副交感神経の優位」な状態、つまりリラックスした快適状態にしてくれます。すると、ＮＫ細胞は急速に増えて、ガン細胞を徹底的に攻撃して殲滅《せんめつ》してしまうのです。

①笑うこと、でＮＫ細胞活性が六倍も増えることが実験で確認されています。**②食事を改める**、これは玄米など無精白穀物を中心にした菜食が基本です。肉食じたいが、人間の本来の生理機能を無視した誤った食事であることは、もはや常識です（第５章参照）。

肉食で大腸ガン死が四倍に激増することなど、その証明です。さらに肉食は腸内で猛毒発ガン物質を発生させ、体を酸性体質にします。まさに「肉はガンの餌《えさ》」なのです。ようするに②はベジタリアン食にする、ということです。**③体を温める**、もガン細胞が低体温を好むことから明快です。①②③を、まとめて満たすところ……といえば、温泉でしょう。

友人知人と温泉に行って愉快に過ごし、山菜料理などの自然食を堪能し、お湯でゆったりからだを温める。ガン治療には、最高です。だから、ガンと診断されたら病院に行かず、温泉に行きましょう！

●病気の原因を表す「万病曼陀羅図《まんびょうまんだらず》」

——以上が、先生から指導を受けた安保理論の骨子です。

ご著書『薬をやめると病気は治る』の主張もつぎのとおり。薬の毒性によるストレスが、交感神経を刺激・緊張させて、さまざまな体調不良から、副作用による症状、病状を連鎖的なひきおこすのです。

悪い結果は、悪い原因から生じます。その原因をとり除かないかぎり、結果は良くなりません。(図1)は、「**過度のストレス**」(**①悩みすぎ。②働きすぎ。③クスリの飲みすぎ**)」が、どのような経路で、さまざまな病気をひきおこすかを示しています。

コピーを取って、壁に貼っておくことをおすすめします。

現在、自分が悩んでいる不調、症状の原因が、ぎゃくをたどることで手にとるようにわかるでしょう。この系統図は、現代人を悩ます万病の原因と結果をじつに明快にあらわしています。その意味で、これは現代における「万病曼陀羅図《まんびょうまんだらず》」です。

その系統をたどっていくと、病気の原因は幾多にも分かれて症状をひきおこし、そしてまたガン、感染症などの病気に収束していくことが、よくわかります。まさに、万病帰一……。ガンの発ガン・メカニズムをたどれば——(1)過度のストレス↓(2)交感神経の一方的な緊張↓(3)副交感神経の働きが低下↓(4)リンパ球の減少↓(5)免疫力の低下(ガン細胞を監視する力が落ちる)↓(6)発ガン……。

図１　ストレスが病気を招くしくみ（同書より）

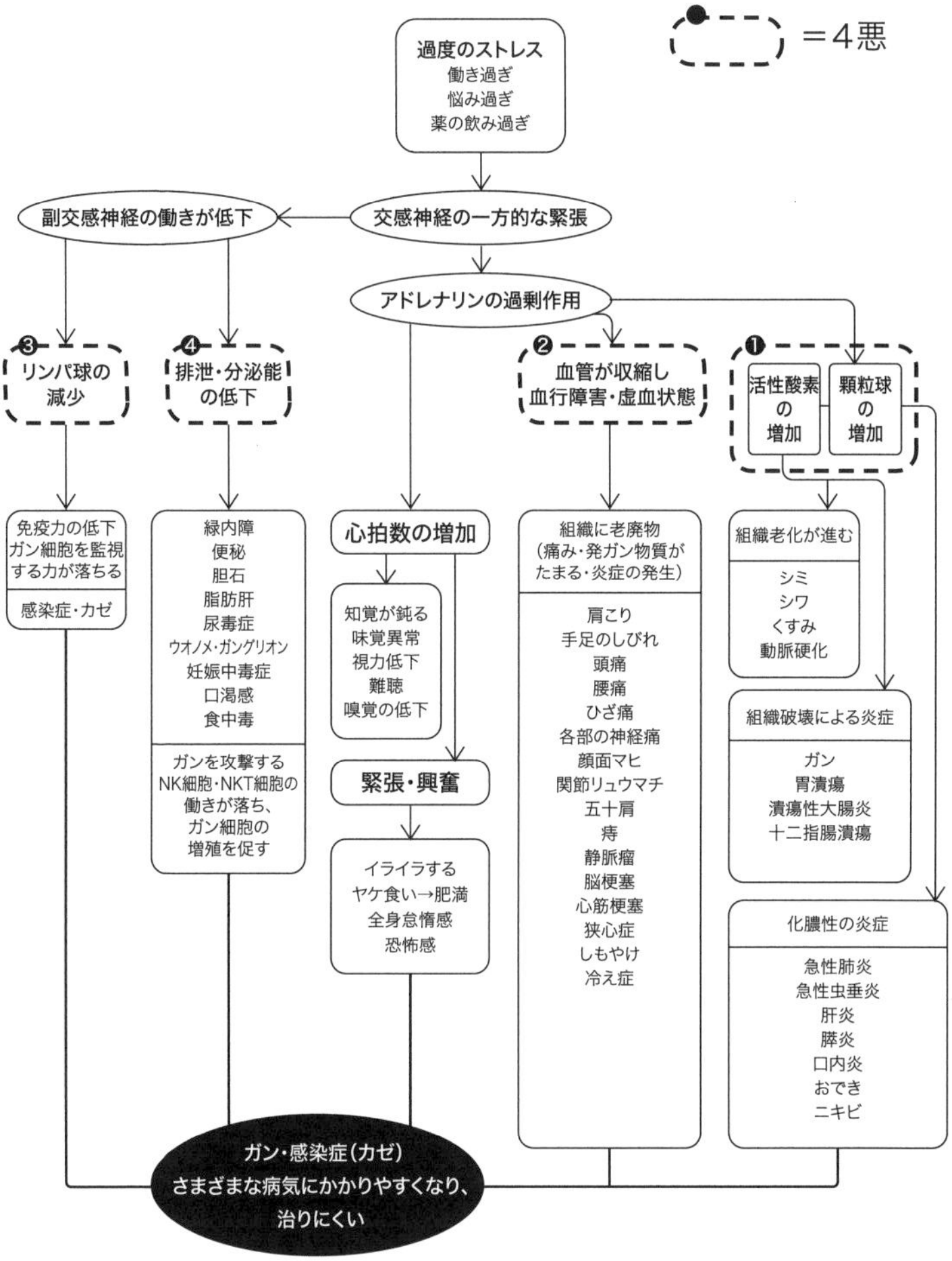
＝4悪
過度のストレス
働き過ぎ
悩み過ぎ
薬の飲み過ぎ
交感神経の一方的な緊張
副交感神経の働きが低下
アドレナリンの過剰作用
❸ リンパ球の減少
❹ 排泄・分泌能の低下
❷ 血管が収縮し血行障害・虚血状態
❶ 活性酸素の増加
顆粒球の増加
免疫力の低下
ガン細胞を監視する力が落ちる
感染症・カゼ
緑内障
便秘
胆石
脂肪肝
尿毒症
ウオノメ・ガングリオン
妊娠中毒症
口渇感
食中毒
ガンを攻撃するNK細胞・NKT細胞の働きが落ち、ガン細胞の増殖を促す
心拍数の増加
知覚が鈍る
味覚異常
視力低下
難聴
嗅覚の低下
緊張・興奮
イライラする
ヤケ食い→肥満
全身怠惰感
恐怖感
組織に老廃物（痛み・発ガン物質がたまる・炎症の発生）
肩こり
手足のしびれ
頭痛
腰痛
ひざ痛
各部の神経痛
顔面マヒ
関節リュウマチ
五十肩
痔
静脈瘤
脳梗塞
心筋梗塞
狭心症
しもやけ
冷え症
組織老化が進む
シミ
シワ
くすみ
動脈硬化
組織破壊による炎症
ガン
胃潰瘍
潰瘍性大腸炎
十二指腸潰瘍
化膿性の炎症
急性肺炎
急性虫垂炎
肝炎
膵炎
口内炎
おでき
ニキビ
ガン・感染症（カゼ）
さまざまな病気にかかりやすくなり、治りにくい

ただし、これは一つの系統の流れにすぎず、その他、①～④の流れもあります。（図1）これら①～④もガン増殖をうながします。

病気の九割、慢性病は薬漬け地獄で悪化する

●現代医学は九割の慢性病を治せない

私は、安保先生こそ世界に誇る良心的名医であると確信します。

それは、現代医学の誤謬《ごびゅう》をズバリと指摘しているからです。

「私は、現代医学のすべてを否定しているわけでありません」と断りつつ、現代医学が成果をあげているのは「緊急医療の分野のみにすぎない」と断定しています。

そして、約九割を占める「慢性医療の分野では成果を上げていない」と断罪しています。これは、『医者が患者をだますとき』（第1章参照）の著者メンデルソン医師の主張と見事に符合します。

「医者が医療行為の九割をやめて救急医療にだけ取り組めば、人々の健康状態は間違いなく改善される……」（メンデルソン医師）

安保先生は、次のように指摘します。

「……外傷、感染症、急性疾患に果たしてきた現代医学の役割はきわめて大きく、薬剤が多

数の人命を救ってきたことは、まぎれもない事実です」

私も同感です。これら緊急医療に対して果たした現代医療の功績は、たたえられなければなりません。

●症状だけ抑える薬は慢性病に無力

「しかし……」と安保先生は続けます。「医療が関わるのは、生死をさまよう緊急事態だけではありません。むしろ、慢性病の治療が医療全体の大半を占めています。その慢性病に目を転じてみたとき、現状はどうでしょうか。糖尿病、高血圧、高脂血症《こうしけつしょう》、心臓病など種々の生活習慣病……、難病といわれるガンや潰瘍性大腸炎《かいようせいだいちょうえん》、クローン病、膠原病、ステロイド剤で難治化したアトピー性皮膚炎など、病院は年単位で治療をつづける患者さんであふれかえっています」。

現代医学の主流は薬物治療（アロパシー）です。なるほど、麻酔薬や抗生物質等は、緊急医療で、その〝威力〟を発揮してきました。しかし……。

「薬物治療は、これらの慢性病を治癒に導いてきたといえるでしょうか。残念ながら『ＹＥＳ』とはいいがたいのです。たとえば、腰痛に痛み止めを使えば症状は取れ、一見治ったかのように見えます。しかし、痛みはその後も再発します。薬がなくなると患者さんは、またやって来て、医師はまた薬で症状を押さえる。その繰り返しです」（安保先生）

「痛み」は、体が「動かすな」と発信してくれる警告です。また「痛み」は体に異常が存在することの信号です。だからまず安静養生がいちばんの治療です。その休養期間に自然治癒力が働き、痛みの原因をとりのぞいてくれます。また、休養の間に腰痛の原因を取り除くことも大切です。それは、誤った食生活、姿勢、運動などです。

なのに、痛み止め注射を打って仕事に出かける。「動くな」の信号を無視するわけで、これは狂気の沙汰です。「痛み止め」が切れれば、また痛くなる。それも当然で、病巣はより悪化しています。なぜなら薬物治療は病気を治すものではないからです。それは症状を「抑える」（ごまかす）作用しかありません。

●果てしない薬漬け地獄の始まり

いっぽうで、生体には薬物耐性が備わっています。薬物の毒性に対して、体は抵抗力を身につけていくのです。それは生体の当然のはたらきです。つまり、薬がしだいに〝効かなく〟なる。

抗ガン剤に対してガン細胞が反抗ガン剤遺伝子（アンチドラッグ・ジーン：ADG）を変化させて無力化する作用も、これに相当します。だから、より強力な（毒性の強い）薬を投与する……。さらに強い副作用が出る。その副作用症状を抑えるため、別の薬を投与……と、果てしない薬漬け地獄の始まりです。

腰痛の痛み止め治療も、おなじ道をたどります。

安保先生はいう。「これは腰痛だけのことではありません。アトピー性皮膚炎にはステロイド剤の軟膏、高血圧には降圧剤、糖尿病には経口糖尿薬……目に見える症状を薬で抑えこみ、効果がなくなると新たな薬をつけ加えていく……。その場しのぎの対症療法ばかりが先行しています。現代医学では慢性病に対してほとんど歯が立たないのです」

●治ってもらっちゃ困る。こちらも商売

それどころか、現代医療は、わざと病気を治さず、悪化させています。

「医者は、一日で治る患者を一日で治したら病院をクビになる」。これは、医者の世界で、半ばホンネで語られるジョークです。さらに「一週間で治したら研修医、一カ月なら普通医、半年なら医局長、一年引っ張れば院長になれる」……とは！

「病人は治ってもらっちゃ、困る。こちらも商売だからなぁ」。これは、私の友人が訪ねた東北のある大病院の院長氏の放言。「まず、いったん悪くする。それから治す。ただし、やりすぎるとまずいからナァ」と呵々大笑《かかたいしょう》。そして、身をのりだし「君ぃ、医者ほど儲かる商売はないんだ」。この放言にあなたは、ただただ呆れるだけでしょう。

これが、ほとんどの医者のホンネなのです。

メンデルソン医師も、このように告発する。「現代医学教が栄えていくためには、健康ではなく、病気が必要だ。世間に蔓延するさまざまな病気に、いつ襲われるかと悩んで恐怖におの

のけば、それだけ現代医学の誘い文句にのせられて、人は医者の思うつぼにはまっていく」

●「一生治りません」死ぬまで薬漬け

最近の医者は患者の病気を「一年、引っ張る」など〝短気〟なかんがえは、もっていない。

彼らは、アッサリこういうのです。「一生治りません」。

『薬をやめると病気は治る』にも、こういうくだりがある。

――医師はいいます。

「糖尿病は治りません。一生の病気ですから、仲よくつき合ってあげましょう」

「高血圧は薬でコントロールしていけばいいですよ。一病息災《いちびょうそくさい》だと思って、気長にやってください」

「スギ花粉症？　日本じゅうのスギが枯れるまで、この点鼻薬《てんびやく》でやっていくしかないですよ」

これを聞いた患者さんも、

「そうか、慢性病というくらいだから、一生もんの病気なんだ」

「薬さえ飲んでいれば、つらくもないし、まあ仕方ないな」

「花粉が飛ぶのは春だけだし、我慢するか」

と、思い込んでしまいます。

●「治せない」医者を頼るアホらしさ

はたから見たら、漫才かコントみたいなやりとりです。

「治らない」という医者のもとに、まじめに通う患者もアタマの中身が疑われます。壊れた機械をもちこんだ先の修理屋が「治りません」と言ったら「しょうがねぇな」と行くのを止めるでしょう。機械より大事な自分の体の問題です。なのに「治らない」と宣告した医師のもとにセッセと通う。まともな神経とは思えない。

この医者と患者の悲喜劇の典型がガン〝治療〟なのです。「治りません」「助かりません」と医者は、本人や家族に平然と〝告知〟する。これは「治しません」「助けません」と言っているわけで、そんな医者にすがる患者は、まさに死刑執行人に「はやくラクにして」と懇願しているようなものなのです。

安保先生も、この滑稽さを指摘します。

「医師は病気を『治す』ためにいるのであり、患者さんは病気を『治癒させる』ために治療を受けているはずです。ところが、医師も患者さんも、病気が『治らない』ことを前提にかかわり、『治せない』とわかっている薬のやりとりを続けています。なんとも不思議なことだと思いませんか」

●薬は病気を「悪性化」させる

ここまで書くと「『治らない』とわかっていても、気休めでも患者は薬を求めるんです。だって、それで楽になるんですから……」と反論がかえってきそうです。ところが……。

「困ったことに、臨床で使われている現代薬の多くは、交感神経を緊張させる作用を持っています。対症療法が長引けば長引くほど薬の使用期間も長くなり、先にお話ししたしくみで体の免疫力は損なわれていきます」（安保先生）

先のガンなど病気の三大原因を思い出してください。

①悩みすぎ。②働きすぎ。③クスリの飲みすぎ――。つまり、対症療法で薬を飲み続ける……ことは、病気を「治せない」だけでなく病気を「悪化させる」ことなのです。

つまり、薬を飲めば、飲むほど、病気は重症化し、悪性化していく……。

抗ガン剤は、まさにその典型です。抗ガン剤は、ガンの悪性化の推進剤でしかありません。〝燃えている家〟にガソリンを放出すれば、火の手は凄まじい勢いで燃え上がるのは、とうぜんです。

自然治癒力（免疫力）を上げて自分で病気を治す

●薬に頼らない新たな養生法を

「……では、今、なんらかの病気を抱えている人は、治る希望を捨てなくてはいけないのでしょうか。むろん、そんなことはありません。『白血球の自律神経支配の法則』を理解すれば、病気を治す方法もおのずからわかります」「病気の大半は交感神経の緊張によって引き起こされます。交感神経の緊張を招くストレスを遠ざけ、薬をやめるようにすれば、自律神経の乱れは改善されます。この結果、白血球のバランスも整って免疫力も回復し、病気は治癒に向かいます。これまで『一生、薬を飲まなくてはいけない』と思いこんできた人は、病気が治るしくみを知ることで、薬に頼らない新たな養生法を見出せるでしょう」（安保先生）

その養生法とは――「免疫力を上げて自分で病気を治す」ことに尽きます。

免疫力とは、すなわち自然治癒力のことです。

つまり、もともと体に備わった自然治癒力が最大限に働くよう補助する。これが医師の務めである、と戒めているのです。安保先生の提案する新たな養生法とは、まさにその〝医学の王道〟に他なりません。

●何百兆円もの医療利権が大崩壊

「患者が自然に治ってしまう」……と、製薬利権など現代医療の膨大な利権は音を立てて大崩壊する。ガンの自然治癒など、まさにその典型――。「ガンが自然治癒するなど、絶対ありえないッ！」。現場のガン専門医は、アタマをかきむしって叫ぶ。彼もまた、巧妙狡猾《こうみょうこうかつ》な医学〝狂育〟の犠牲者に他ならない。そして、彼に〝虐殺〟された沈黙する何百、何千ものガン患者たちも無残な犠牲者たちなのです。

日本の国民医療費の総額は三三兆一二七六億円（二〇〇六年度）！　ガン医療利権だけで一五兆円は下らない。

患者が自然に治る……その真実に、国民が気付いたら、これら莫大な利権が掌中から消え失せる。世界規模なら何百兆円にのぼることでしょう？

だから、〝かれら〟は医学教育、医療現場から、自然治癒力という概念を徹底的に排除、抹殺してきたのです。なんという滑稽、なんという悪辣《あくらつ》——かくして近代以降の医療は、悪魔の祭壇への供物《くもつ》と変貌してしまったのです。

今も全国の病院には、善男善女が長い列をつくって、〝診断〟〝治療〟をまっています。かれらは、自らの内なる自然治癒力の存在すら知らず、〝お医者さま〟と〝おクスリ〟が病気を治してくれると、信じきっているのです。

私の目には、彼らの姿は悪魔の祭壇に捧げられる生贄《いけにえ》の羊の行列に見えます。

この一冊は安保先生をホームドクターにするのと同じ

表２　ガン細胞を攻撃するリンパ球（同書より）

NK細胞	ガン細胞やウイルス感染細胞の攻撃を得意とするリンパ球。パーフォリンやグランザイムなどの物質をガン細胞に吹きかけて殺す。
NKT細胞	NK細胞と同じく、ガン細胞やウイルス感染細胞など、異常をきたした自己細胞を攻撃するリンパ球。
B-1細胞	ガン細胞や老化した細胞、マラリアに感染した細胞など、異常をきたした自己細胞に対して抗体を作る働きをする。
キラーT細胞	ヘルパーT細胞の指令を受けて、ガンを攻撃するリンパ球。直接、ガンにとりついて殺す。

●ガンを攻撃するのは免疫細胞軍

——では、安保先生がいう自然治癒力を生かす治療法とは、どのようなものでしょう？　ガン治療を例に、あげてみましょう。

ガンにおける自然治癒力とは免疫力に他なりません。免疫力とは免疫細胞によるガン細胞への攻撃力です。ガン細胞を攻撃する免疫細胞ではNK細胞がよく知られています。

これは直接、ガン細胞を捕捉して細胞膜を破り、攻撃物質パーフォリンやグランザイムなどを注入して、ガン細胞を瞬殺します。まさにガンとの白兵戦《はくへいせん》を戦う頼もしい兵士たちです。その他、NKT細胞、B-1細胞、キラーT細胞と、ガン攻撃部隊が揃っています（表2）。

ガンを攻撃するのは抗ガン剤……と、いまだ洗脳され勘違いしているガン患者が、あまりに多い。これは根本的な誤りです。まず、抗ガン剤は猛毒物質です。投与すると、その猛毒性にガン患者の体は疲弊衰弱します。〝毒〟を盛られたのだから、とうぜんです。

また、その猛毒にもかかわらずガン患者の一〇人のうち一人くらいしかガン腫瘍は縮小しません。また縮小が見られたわずか一〇分の一のガン腫瘍も、ガン細胞がたちまち自らの反抗ガン剤遺伝子（アンチドラッグ・ジーン：ADG）を変化させ、抗ガン剤の〝毒〟を無力化してしまう。すると、ガン細胞は猛烈に強力になり悪性化します。そして、最初の投与から五〜八カ月で、いったん縮小したガン腫瘍は元のサイズにまでリバウンドしてしまう。そして、そこでとどまらず、悪性化したガン腫瘍は猛烈に増殖して、患者の全身を冒すのです。もはや、こうなると手が付けられません。

●ストレスでガン発生のしくみ

ガンはストレスで発生します。患者にとって猛毒抗ガン剤は最悪のストレスです。ガンの悪性化はあたりまえです。このかんたんな真理にめざめてください。

ストレスでガンが発生するしくみは、つぎのとおりです。

「心身のストレスは交感神経を緊張させて顆粒球をふやします。過剰にふえた顆粒球は、活性酸素を放出して組織を破壊します。体は組織が破壊されると、これを修復するために、新たに細胞の分裂をうながします。細胞の増殖にかかわっているのは、細胞核内の『原型《げんけい》ガン遺伝

図3　ストレスが発ガンに結びつくメカニズム（同書より）

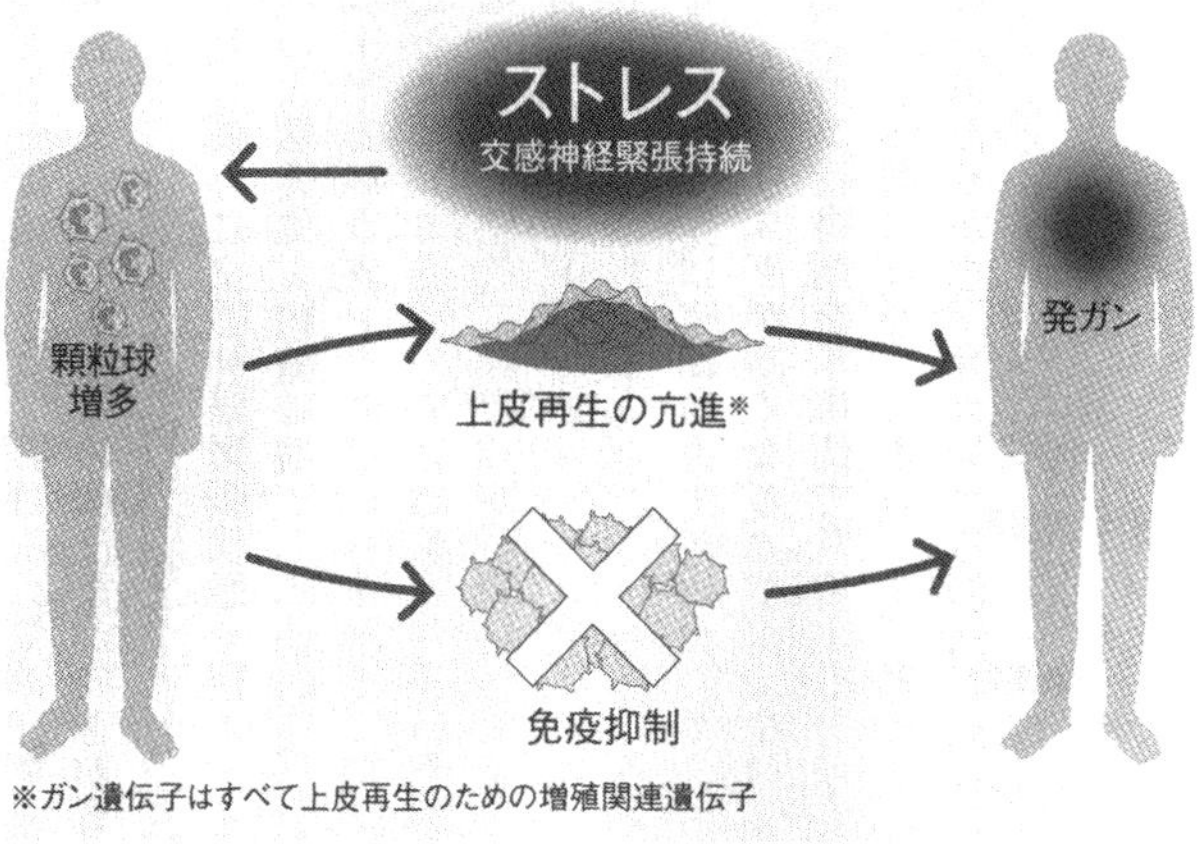

子』です。ガンという名前はついていますが、正常な細胞が正常に増殖するために必要な遺伝子です。通常は細胞増殖が必要なときだけスイッチが入り、必要な回数だけ細胞を分裂させています」（安保先生）

「ところが、交感神経の緊張状態が続いて組織の破壊、修復が繰り返されると『原型ガン遺伝子』に異常が生じ、細胞増殖の調整ができなくなって無限に細胞を増殖させる『ガン遺伝子』に変わってしまいます。その結果、無秩序に増殖するガン細胞が発生します」（同）（図3）

●活性酸素〝火炎放射器〟で炎症

活性酸素は、非常に酸化力のつよい酸素です。これは顆粒球にとって〝火炎放射器〟のようなもの。顆粒球は体内に侵入したウィルスや病原菌を攻撃する役割を担《にな》っています。これら侵入した外敵を見つけると〝火炎放射器〟で焼き殺す。ところが過剰に〝火炎放射器〟を振り回すと自らの体内組織まで傷つけてしまう。これが、いわゆる炎症です。まさに読んで字のごとし。「ストレスで胃に穴があきそうだ」などと言いますが、まさにその典型。ストレスで異常増殖した顆粒球が胃壁組織を〝火炎放射器〟で過剰攻撃しているのです。リウマチなど自己免疫疾患と呼ばれるものは、このようなメカニズムで起こります。ガンの発生も、この炎症による組織破壊から起こるのです。

「このような事態になっても、リンパ球がじゅうぶんに働くことができれば、ガン化した細胞を排除することができます。ところが、交感神経が緊張している状態では、リンパ球の数が不足し、攻撃力も低下するために発ガンを許してしまうのです」（安保先生）

よって、ガン治療の根本は、一にも二にもストレスからの解放です。最悪ストレス原因の抗ガン剤を投与することでは、断じてありません。

●「ガンを治す四ヵ条」で自然退縮

「根本原因のストレスから脱却して、免疫力を上げるなら、ガンは自然退縮していきます」。安保先生は、その方法として「ガンを治す四ヵ条」をあげる。

①生活パターンの見直し：働き過ぎ、心の悩みなどのストレスを減らす。体調がよくなるまでしっかり休養をとる。消炎鎮痛剤を使っている人は中止する。

②ガンの恐怖から逃れる：「ガンは怖い」「治らない」と怯《おび》えていると、交感神経の緊張を招き治療がとどこおる。免疫力が高まれば「進行は止まる」「治療できる」と信じ、気楽にガンとつき合う。また〝転移〟はガン細胞がリンパ球の攻撃から逃れようとして生じるものであり、治る兆候である。

③〝三大療法〟は受けない：①抗ガン剤、②放射線、③手術は、体を消耗させる。抗ガン剤、放射線治療は、交感神経の緊張を招き、白血球を減少させてガンと闘う力を奪う。勧められても断る。継続中の人は中止する。どうしても手術が必要な場合は、最低限の範囲で受ける。

④副交感神経を優位にする：こうすると免疫力が高まる。その方法は、運動、食事、呼吸、入浴などの健康法を実践するように努める。

――本書は、ガン治療の他、クスリをつかわず以下の病気を治す方法が具体的に指導されている。⑴頭痛、⑵腰痛、⑶風邪、⑷不眠症、⑸胃炎、⑹胃かいよう、⑺高血圧、⑻糖尿病、⑼子宮筋腫、⑽アトピー性皮ふ炎、⑾緑内障、⑿関節リウマチ、⒀パーキンソン病、⒁気管支ぜんそく、⒂繊維筋痛症……。

この『「薬をやめる」と病気は治る』を一家に一冊、常備しておくことは、安保先生を力強いホームドクターとすることと同じなのです。

第3章

『病気にならない人は知っている』（幻冬舎）

ケヴィン・トルドー著、黒田眞知訳

定価一四〇〇円＋税

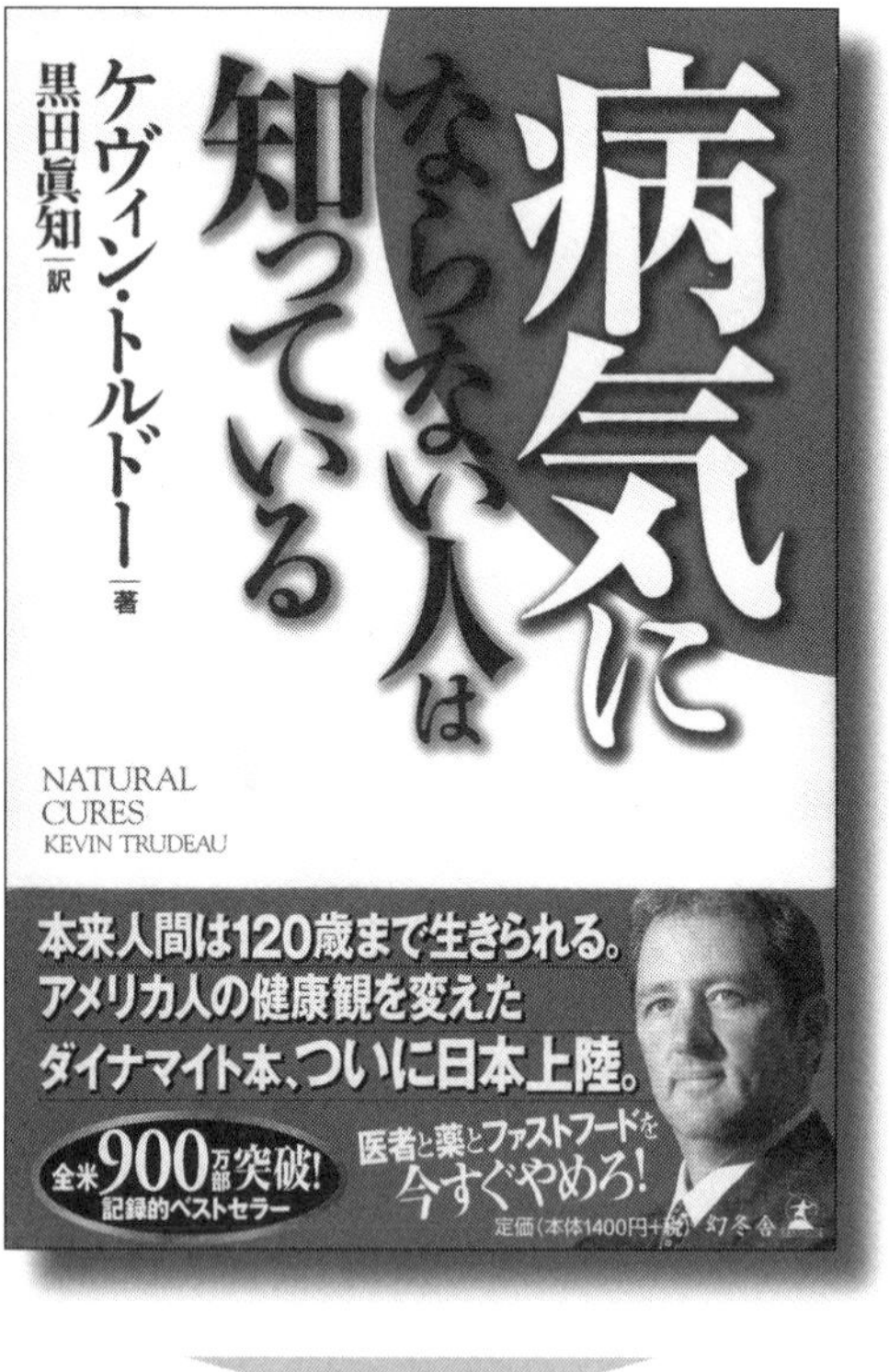

医者と薬とファストフードを今すぐやめろ！

●医者と薬〈信仰〉洗脳に目覚めよ

「医者と薬とファストフードを今すぐやめろ！」

「全米で九〇〇万部突破したダイナマイト本」――帯の惹句《じゃっく》は明快です。そこに「病気にならない」秘訣が、すべて、こめられています。じつは、この三点を実行すれば、この本さえ読む必要はないかもしれません。「医者と薬とファストフード」……これは、現代人の病気の三大原因と、はっきり断言できます。これは、ガンの原因でもあります。

「ファストフードはわかるけど、なんで医者と薬が病気の原因なんだ？」

素直なかたほど、首をかしげるでしょう。つまり、あなたはすでに医者と薬〈信仰〉におちいっています。あなたは、徹底的に洗脳されてマインド・コントロール状態にあるのです。だれが、いったい洗脳……？

それは巨大な製薬メジャーによる巧妙な〈情報〉支配による洗脳です。〝かれら〟の背後には、さらに強大な石油メジャーが存在します。それは、現代の地球を支配する目のくらむ権力を持っています。それは、一国どころか地球全体の「教育」「報道」を、ほぼ完全に支配しています。

●スポンサーが「報道」支配する

「エエ……ッ！それはまたおおげさな」とあなたは、おどろき、あきれるでしょう。

人間は〈情報〉の動物です。〈情報〉さえ支配すれば、右でも左でも自由自在に動かせます。〈情報〉を伝えるのは「教育」と「報道」です。だから、地球を支配する巨大権力はこの二つを巧妙に支配するのです。「教育」は「報道」を徹底支配することで、コントロールできます。まったく「報道」されない事実は、「教育」現場までたどりつけません。

「報道」は大企業によるスポンサー支配で、完全掌握できます。マスコミ関係者は「スポンサーは〝神様〟」と臆面《おくめん》もなく言います。

「スポンサーに関わる〈情報〉は一行一字書けない」。ある大手新聞の若手記者は自嘲まじりに語りました。テレビのチャンネルをひねると大衆保健薬のＣＭが多いことに、あらためておどろきます。これは製薬メーカーがスポンサーであることを示します。テレビ局には膨大な広告収入をもたらします。いわば、テレビ局にとって、たいせつな〝お得意さん〟です。あるマスコミ関係者がこう言って笑っていました。

「〝お得意さん〟のことを悪くは書けんでしょう」

●マスコミ「提供料」は「口止料」

テレビのニュース番組をよく見てください。「提供」企業が多いことに気づくはずです。番組の最後に「番組は次の『提供』でお送りしました」とアナウンサーが読み上げます。なぜニュース番組に大手企業がズラリ並ぶのか？　それは「提供」を「口止《くちどめ》」と置き換えてみれば、よくわかるでしょう。ニュース番組でテレビ局の〝お得意さん〟になっておけば「都合の悪い〈情報〉は流せない」……。その事実を、〝かれら〟はよく知っているのです。マスコミへの「提供料」の正体は「口止料」なのです。

製薬会社にとって「都合の悪い〈情報〉」とは、「病気の原因は、じつは医者と薬である」という真実です。そして、ガンの原因、ガンで死ぬ（殺される）原因も、また医者と薬（抗ガン剤）なのです（拙書『抗ガン剤で殺される』花伝社、参照）。

さらに、現代人にとって病気の原因の一つがファストフードです。しかし、これら業界も巨大スポンサーとしてマスコミ支配しています。マクドナルド、ケンタッキーフライドチキン、カップめん……ｅｔｃ。

かくして、アメリカ人どころか人類は、みな病気の三大原因は医者と薬とファストフードであることに、永遠に気づかない。

米国人の死因一位は「医療ミス死」七八万人……

●製薬会社の利益は史上最高

ケヴィン氏の告発だ。

「アメリカ人はヘルスケア（健康管理）に年間二兆ドル（約二〇〇兆円）を費やしているに

もかかわらず、乳幼児の死亡率は、他の先進二〇カ国よりも高い。また、アメリカより国民の寿命が長い国は三〇か国もある。それでいてアメリカは世界中で製造されている医薬品の半分以上を消費しているのだ。アメリカの市場に出回っている市販薬は二〇万種類以上。処方薬は三万種類以上ある。一年間に医師が書く処方箋は三〇億通にぼる。平均的アメリカ人の自宅の薬棚には三〇種類以上の市販薬・処方薬がある。つまり、病気の治療と予防との戦いにおける唯一の勝者は、製薬会社とヘルスケア関連会社に他ならない。こうして製薬会社の利益は史上最高を記録している……」。

「製薬会社の望みは、本人たちが言うように病気を治すことではない。治療法が見つかったら彼らは倒産してしまう」

これだけ有毒無益のクスリ漬け超大国アメリカともなれば、その薬害、医療過誤などによる犠牲者の数も半端ではない。アメリカ人の年間死亡原因第一位は「医療過誤死」七八万三九三六人（二〇〇一年度：米市民グループ「ナチュラル・ハイジーン」調査報告）！　ついで二位心臓病、三位ガン……と続く。

●「治す」と武装警官が逮捕する

彼は帯状疱疹《たいじょうほうしん》の例をあげる。

「帯状疱疹の原因はウィルスだ。テレビでは、毎日、『帯状疱疹の治療薬はない』と言い、

『症状を抑えるために当社のすばらしい薬を毎日、一生、飲み続けなさい』と主張している。代わりに、もしもこの会社が『帯状疱疹の治療薬ができました。この薬草を三〇日飲み続ければ二度と発疹《ほっしん》はできません。ところで、この薬草は特許の対象にならないので、わずか三ドルです』と発表したら、株価にどんな影響があるか想像してみてほしい。この会社は数十億ドル単位の損失と評価損を出し、株価は急落するだろう」

「利益を拡大するために、製薬会社はさまざまな手口を使っているが、政府機関の協力を取り付けることは、とりわけ重要だ。製薬会社は政治家のポケットに何百億ドルの金をねじ込む。製薬会社は、こうして自分たちの利益と独占を守る」

「その結果、かりに私が帯状疱疹の治療法を知っていたとしても、それを口にすることはできない。なぜなら、そのような医学的主張は法律違反になると政府機関が決めるからだ。もし（私が）そうすれば、武装警官が強制捜索をして何もかも差押え、私を刑務所に放り込む。そして、私がインチキ薬を販売するペテン師だと、プレス・リリース（記者発表資料）に書いて発表するのだ。残念なことにこれが今のシステムだ」

●国家が医療マフィアの指令本部

――じっさい、かつてアメリカでは自然な代替療法でガン患者や難病を治した医師たちが、次々に警察の〝襲撃〟を受け、医師法違反などの容疑で逮捕され、医院は閉鎖においこまれている。数多くの自然療法医が国境を超えてメキシコに亡命して、代替療法クリニックを開設したのは、米本国の過酷な弾圧があったからです。

また、日本でもガンや難病に効く自然療法のサプリメントを販売、処方しただけで警察は、薬事法や医師法違反として摘発しています。そして、マスコミに「無許可のインチキ薬販売」「ペテン偽《にせ》医師逮捕！」などと大々的に書かせるのです。無知蒙昧《むちもうまい》な一般大衆は、製薬会社と警察の癒着など知るよしもない。「ヒドイ業者がいるもんだ」と正義感で憤慨する。大衆操作など、このようにかんたんなものです。

いっぽうで、毎年二七万人ものガン患者を虐殺している空前絶後の医療過誤大事件は、厚労省も警察、検察もまったく見て見ぬふり。なぜなら国家権力が医療利権マフィアたちの〝中央指令本部〟なのです。マフィアの中枢で飼われている警察が、マフィアを取り締まれるはずがない。

この『病気にならない人は知っている』は、このように病気の三大原因――医者と薬とファストフード――だけでなく、国家権力と医療利権の癒着も白日のもとに暴いた。まさに、その衝撃はダイナマイト本と呼ばれるにふさわしい。全米で九〇〇万部突破したのも、アメリカ国民が受けた衝撃の大きさを物語る。

野生動物にはガンも心臓病もウツもない

●野生動物は病院に行かないから

この本の原題は『ＮＡＴＵＲＡＬ　ＣＵＲＥＳ』。これは〈自然治癒〉あるいは〈自然療法〉という意味です。

著者のケヴィン氏が「医者と薬とファストフードをやめろ！」と断言するのは、野生動物を見習っているからです。

「野生動物には心臓発作もガンもない――さて、なぜ私たちは病気になるのか？　ちょっと考えてみよう。私たちはガンに『かかる』とは言わない。ガンは体内で発生するものだ。糖尿病にもかからない。糖尿病に『なる』のだ。これらはみな体内で発生する『病状』だ。原因は体の外にある細菌やウィルスではない。じっさい病気の原因の大半は体の中にある。そして、薬は解答にならない。頭痛になる理由は、アスピリンを飲み足りないからではないのだ」

「まず、病気になるのは異常で不自然なことだということをよく認識してほしい。本来、みなさんの体は病気にならないようにできている。野生動物と比較して考えてみると驚かされる。野生の動物は決して心臓発作を起こさない。それがなぜ人には起きるのか？　野生動物はガンにもならない。しかし、人間の保護下におかれてワクチンを打たれたり、薬や加工食品を与えられたりすると、人間と同じようにさまざまな種類の病気になる」

「考えてみてほしい。野生動物は医者に行かなくても、成年に達したあと、それまでに要した年月の一〇倍から二〇倍も生きる。チンパンジーやゴリラが良い例だ。彼らは処方薬も市販薬も飲まずに一生を過ごす」

●病気は体内バランスの崩れから

ケヴィン氏は、「人はなぜ病気になるのか?」をつきとめよう、とする。

彼は「数千ページに及ぶ書類を読み、世界中のヘルスケア治療者、数千人の話をじかに聞いた」。さらに、「みずからの個人的経験」にもとづいて「あらゆる病気と体調不良の原因は、次の二つしかない」という結論に達している。

「①人が病気に『かかる』原因は、ウィルス、細菌などに感染する場合だ。

②人が病気や体調不良に『なる』原因は、体内バランスの不均衡、機能的な異常など。このカテゴリーには心臓病、ガン、糖尿病、関節炎などが含まれる」

「発病したとき問うべき問いは『体が本来すべきこと――病原菌やウィルスと闘って撃退する――をなぜしていないのか』だ。なぜ体は負けたのか? それは、体内のバランスが崩れていて、免疫系が弱っているからだ。もし体内バランスが取れていて、いわゆるホメオスタシス(生体恒常性:外界の環境の変化に対し、生体を安定した恒常的状態に保とうとするしくみ)

と呼ばれる状態にあり、免疫系がしっかりしていれば、一生涯、感染したウィルスや病原菌によって発症することはない。病気の原因はウィルスや病原菌ではない。それでは、体内のバランスが崩れたり、免疫系が弱まる原因は何だろうか？」

●⑴毒素　⑵栄養不足　⑶電磁波　⑷ストレス

「病気は以下にあげる四つのことがらのいずれか、またはその組み合わせによって発症すると結論づけられる。

⑴体内毒素の蓄積が多すぎる。
⑵栄養不足の状態にある。
⑶電磁波の悪影響を受けている。
⑷精神的ストレスを抱え込んでいる。

免疫系が弱り、遺伝的に弱い部分に故障が生じて病気が発症する理由は、以上の四つだけだ」

ケヴィン氏の指摘する病気の四大原因は、そのままガンの四大原因ともいえる。

⑴体内毒素の蓄積とは、有毒物による体内汚染です。最悪の毒物による体内汚染――それは医者が処方する薬であり、テレビで大量ＣＭする市販薬なのです。クスリは毒……この真実を

頭に徹底的に刻んでください。その他の毒素は、農薬、食品添加物、環境ホルモンなど多種多様な化学物質、さらに重金属、カビや細菌、ウィルスの毒……などなど。

⑵**栄養不足**とは、まず野菜、果物、繊維などの不足。さらにビタミンやミネラルなど微量栄養素の欠乏。それに高カロリー、高たんぱく、高脂肪の過剰摂取による飽食の害が追い討ちをかけます。極端な欠乏と過剰……。現代人にガンが多発している大きな原因の一つが、この栄養バランスの崩壊です。ガンの発病など、その典型です。「癌」という字は、「やまいだれ」に「品物」の「山」と書きます。これは「食品を山ほど食べればガンになる」という戒めでもあります。

⑶**電磁波**は「人類最後の公害」と呼ばれています。「あらゆる異常な人工電磁波は人体に有害である」。世界的な電磁生体学の権威ロバート・ベッカー博士（ニューヨーク州立大）は断言します。身のまわりの電磁波一ミリガウスが四ミリガウス超になっただけで子どもの脳しゅよう一〇・六倍、白血病四・七倍と恐怖の発ガン性を示します。それでも政府が電磁波の害を認めない（認められない）のは次の三大理由からです。①**軍事的**（近代兵器の戦闘能力が激減）、②**政治的**（国家賠償一〇〇〜二〇〇兆円に）、③**経済的**（送電線網がストップ）。

⑷**精神的ストレス**とは、ガンの原因は「悩みすぎ」「働きすぎ」「薬の飲みすぎ」の〝三すぎ〟で起こる（安保徹教授）という説からも、うなずけます。精神的ストレスはガンと闘うナチュラル・キラー細胞（ＮＫ細胞）を激減させます。その分、ガン細胞が増殖するのです。ガ

ン患者にとって最大ストレスが「ガンの告知」というのも皮肉。精神的ショックでNK細胞は約三分の一に激減するという。「告知」がガン増殖を〝応援〟しているのですから、皮肉です。

人体に最悪の毒素とは「医薬品」だ！

●薬を飲めば飲むほど病気になる

ケヴィン氏の解説——。

「⑴毒素とは何か？　実は私たちが知らずに食べているものほとんどすべてに、毒素は含まれている。そして、これが一番大事な点だが、みなさんが体内に取り込む毒素の大半、そして、ほぼすべての病気の原因は処方薬および市販薬だ。

なぜだろうか？

それはあらゆる薬には副作用があるからだ。薬は症状を抑えるだけで原因には働きかけない。ある症状を抑えるために一つの薬を飲めば、その薬が別の症状を引き起こす。その症状を抑えるために別の薬を処方され、それがまた次の症状を引き起こす。これは製薬会社にとってはすばらしい仕組みだ」

「薬を飲めば飲むほどあなたは病気になる。なぜなら医薬品は毒だからだ。『いくらなんでも毒ってことはないだろう』と思う方は、今すぐ三〇錠の薬を飲んでみるといい。おそらく死んでしまうだろう。リンゴ三〇個食べても死ぬことはない。お腹《なか》はいっぱいになるだろうが、死にはしない」

●一〇万人以上を殺した処方薬

「処方薬であろうが市販薬であろうが、同じことだ。すべての医薬品は病気の原因になる。恐ろしいのは、製薬会社も米国食品医薬品局（ＦＤＡ）もそれを承知していることだ。〃バイオックス〃が良い例だ。〃バイオックス〃はアメリカの大手製薬メーカーが製造していた消炎鎮痛剤の処方薬で、市販薬以上の効き目はないのに恐ろしく高価な薬だった。この薬のメーカーは、数十億ドル（数千億円）単位の利益をあげた。複数の内部告発者の話では、ＦＤＡも〃バイオックス〃のメーカーも、この薬によって一〇万人以上の死者が出ることを知っていたという。告発者たちによると、『巨額の利益を生む可能性があるのだから、人が死んでもかまわない』という決断が下された、という。私のみるところ、こんなことは日常茶飯事だ」

このケヴィン氏の告発に、びっくりしているあなた。よほど馬鹿正直か、おひとよしだ。

日本のガン治療現場は、さらに凄まじい。一般の薬は毒物だが、抗ガン剤は猛毒物だ。

「その猛毒性で、多くのガン患者がお亡くなりになっている」。厚労省の抗ガン剤担当の技官が、私に直接漏らしたホンネだ。こうして、日本のガン治療で死亡したガン患者約三四万人の約八割、毎年約二七万人のガン患者が病院で〃虐殺〃されている。

目のくらむ空前絶後の医療過誤だが、マスコミも医学界も、貝のように口を閉ざして、この真実を隠蔽しつづける。

作物の栄養は五〇年前の五分の一に激減

●化学肥料と農薬漬けが元凶

つぎは⑵**栄養不足**について。

ケヴィン氏は「農作物には五〇年前の五分の一しか栄養価がない」と衝撃的な指摘をする。かつては自然な農法で栽培されていた。しかし、現在は化学肥料と農薬漬け。見かけはきれいでも、もはや本来の野菜、果物ではない。ケヴィン氏は、九〇歳だが元気かくしゃくとした健康老人ジャック・ラレーンの例をあげる。

「ジャックいわく『人が作ったものは食べるな』。結局はこれにつきる。口に入れるものは、可能な限り、自然界にあるがままの状態であるべきだ。では、リンゴはどうだろう。病気に強い品種を造るため、野菜や果物に遺伝子組み替えが行われていることを、ご存じだろうか？　食品業界も、医薬品業界と何ら変わらないことを理解して欲しい。すべては金のためなのだ」

「まず、箱・瓶・缶に入っている食品は、すべて食品業界が加工したものだ。食品業界では数万種類の化学添加物を食品に入れているが、多くの場合、それを表示しなくてもいいことになっている。どうして、そんなことが許されるのか？　業界がロビイスト（特殊利益の擁護を目的に、議員などに接触し政治的決定に影響を及ぼそうと活動する人間）を通じて、政治家やＦＤＡの職員たちを買収したからだ」

「食品添加物は、有毒な化学物質だ。人体に副作用を及ぼし、免疫を低下させ、老化を早め、体のｐＨ《ペーハー》バランスをアルカリ性から酸性にする。つまり添加物を摂取すると、ガン、心臓病、糖尿病、アレルギーその他の病気になりやすい体になる」

●ファストフードは最低・最悪

ケヴィン氏は、最悪の例として、コカ・コーラをあげる。

「かつてコカ・コーラはコカイン入りの着色加糖水だった。その名もコカの葉とコーラの実に由来する。コカ、つまりコカインは中毒成分だし、コーラの実はカフェインを含んでいる。派手に騒がれもせず、メディアに取り上げられることもなく、その成分は一九二〇年代にひっそりと取り除かれた」

「それでは、何を食べ、何を飲めば良いのだろう？　理想をいえば有機栽培によって育てられた一〇〇％自然の野菜や果物が望ましい。さらに加熱調理をすると生きた酵素が壊れるため、生で食するほうが良い」

「ラベルで〝天然食品〟と書いてあっても、ふつうは真っ赤なうそだ。なぜかって？　食品業界が政治家へのロビー活動によって、人工物質を天然食品として分類できるようにしたからだ。『健康食品の店』に置いてある食品はすべて体に良いと思っている人もいるが、そうとは限らない。まずラベルを読み、理想をいうなら、箱や瓶や缶に入っている食品には手を出さない」「ファストフード・レストランは避けたがよい。最悪だと断言できる」

●水道水でガン！　男三・六六倍、女二・二三倍

さらにケヴィン氏は「動脈壁に傷をつける三つの原因」を警告する。

「①塩素の入った水（水道水、シャワー、プールなど）。②硬化油（マーガリン、ショートニングなど。箱入り食品の九％のラベルには『硬化油』などと書かれている）。③ホモジナイズ乳製品。『ミルクやヨーグルトはローファット（低脂肪）のものにしているからだいじょうぶだ』という人がいるが、脂肪とコレステロールとは何の関係もない。みなさんは騙《だま》され、誤解させられている。ホモジナイズ加工は乳製品を、動脈を傷つける〝死の食品〟に変えてしまう」

水道水が「動脈壁を傷つける」という警告にビックリされたかたも多いはず。水道水が人体に有害であることは、水道関係者の間では常識です。それは有毒塩素を添加して〝殺菌〟しているからです。さらに塩素が有毒な有機塩素化合物となっている。つまり蛇口をひねって出る水道水は〝毒〟が加えられた水なのです。それを毎日飲めば、有毒塩素が血管壁を傷つけ

る。また、その毒性で亡くなる人も大変な数にのぼります。「まあ、一万人に一人くらいは死んじゃうだろうけどなぁ……」。ある水道局の職員の言葉には絶句したものです。また、有毒塩素が水中有機物と化学反応して発ガン物質が生成されています。有名な発ガン物質がトリハロメタン。それだけでなく何種類もの有機塩素化合物が生成され、それらは遺伝子を傷つける突然変異原性が確認されています。さらに衝撃的な報告があります。水道水には発ガン性があるのです。

一九七〇年代、アメリカの報告では、水道水を飲んでいる群と、湧き水など天然水を飲んでいる群では、水道水グループのほうの発ガンリスク（消化器系・泌尿器系）は**男性三・六六倍、女性二・二三倍**にもたっしていた。自衛策は浄水器しかない。しかし、浄水器を設置している家庭は、日本では全世帯の三分の一にすぎない。

●身の回りの電磁波で発ガンする

⑶電磁波――これも、ガンや病気の原因ときいて、意外に思うかたがほとんどでしょう。

「政府は〝安全〟だと言ってるから」と安心しているひとがいたら、これはよほどのお人好し。しかし、電磁波の有害性を立証する論文は、世界ですでに一万件を超えるほど発表されています。政府は①軍事、②政治、③経済的な理由で「有害性」を認めない、という事実を知っておくべきです。つまり、クニはあなたや、あなたの家族を電磁波被害から、まったく守ってくれません。自分で注意する他ない（拙著『あぶない電磁波』〈正・続〉三一新書）。

ケヴィン氏も、つぎのような電磁波発生源に注意をうながす。

①レーダー（レーダー基地は有害な電磁エネルギーを二四時間、週七日、発信し続けている。国が警戒レベルを挙げてレーダーのパワーを最大限にすると、気分が悪くなったり、疲労したり、うつ状態になる人の割合が増える、と信じる人はたくさんいる。強力なレーダー塔のそばに住むとガン、うつ病、疲労状態になる可能性も）

②携帯電話中継タワー（常に強力なエネルギー波を発している）

③携帯電話（電源が入っていると強力で不自然なエネルギーを発する。一メートル以内に携帯電話が存在するだけで影響を受ける）

④高圧電線（広範囲の生物に影響を与える低周波の電磁波がマイナスエネルギーを大量に発している）

⑤電気配線（電気ケーブルは、家、オフィス、車、あらゆる電子機器、歩道にまで張りめぐらされている）

⑥コンピュータなど（さらにテレビ、ラジオなど電源を入れるとマイナス電磁エネルギーを大量に放出する）

⑦蛍光灯（光は不自然で、頭痛、疲労、免疫力低下の原因となる）

⑧**電子レンジ**（加熱マイクロ波は、食品の電磁構造を変化させ、不自然で生命エネルギーのない食品にしてしまう。漏れる電磁エネルギーは周辺のものに悪影響を与える可能性がある）

●プラスイオンはガン、老化原因

さらにケヴィン氏は、電磁エネルギーに関してイオンの効果について述べる。

「イオンにはプラスとマイナスがある。プラスイオンは体に悪影響を与え、マイナスイオンは健康を増進する良い効果がある。川の流れ、滝、海辺で砕ける波などからは、生命力を高めるマイナスイオンが豊富に出ている。木々をわたる風にもマイナスイオンが含まれている。そのような場所で人が壮快感を覚えるのは、マイナスイオンのおかげだ」

「逆に、高層ビルの谷間を吹き抜ける風、乾燥機などは有害なプラスイオンを含んでいる。一日中コインランドリーの前に座っていたら、気分が悪くなるだろう。有害なプラスイオンは免疫系の働きを弱める」

プラスの電荷を持つプラスイオンは呼吸などで体内にとりこまれると、血液中に溶けて、血液を酸性に偏《かたよ》らせます。これがアシドーシス（酸血症）。はやくいえば体液中に活性酸素が増えた状態です。活性酸素は、過剰になると遺伝子や細胞、組織、器官を強力な酸化力で傷つけます。なにしろ病気の直接原因の九割以上は、活性酸素の作用によるといわれています。さらにガン、老化の最大理由といってもよい。活性酸素は化学物質、酸化した食品、ストレス、紫外線、タバコなどでも増えることが知られています。同様にプラスイオンが多い空気も、原因の一つとなります。

●抗生物質、クリーム、運動不足の害

「このように体に有害な毒素は、さまざまな経路をたどって侵入し、体内に蓄積されていく。今日、これほどまでに病気が蔓延《まんえん》している理由は何よりもまず体内毒素にある。毒素を除去しないかぎり、何度でも病気になるだろうし、いま、患《わずら》っている病気とは永遠に縁が切れないだろう」（ケヴィン氏）。

体内から毒素を追い出す〝排泄口〟は①鼻、②口、③尿道、④腸、⑤皮ふ……。

「鼻と口は主に肺を使って毒素を外に出す。尿道からは肝臓と腎臓を通った毒素が出る。腸からは肝臓、胃、小腸を通った毒素が出る。皮ふは汗によって毒素を出す。毒素は、体内が排出するよりも取り入れたり発生させたりするスピードが速いと、どんどん蓄積してゆく。排泄がスムーズにいかなくなる一般的な原因には、以下のようなものがある」

▼抗生物質：「飲むと、大腸経由の排出能力は著しく低下する。抗生物質は小腸・大腸の善玉菌をことごとく殺してしまう。そのため悪玉の酵母菌、とくにカンジダ菌が異常発生し、消化器官にはびこる。カンジダ菌そのものも大量の毒素を発生するが、カンジダ菌が増えると消化が鈍り、ガスの発生や便秘の原因となる」

▼ローションとクリーム：「ローションやクリームをつけすぎて、毛穴を詰まらせ、皮ふを通しての自然な排泄プロセスを妨げている人は多い。日焼け止め、化粧品、デオドラント、制汗剤も同様だ」

▼運動不足：「犬は散歩に連れていくと糞をする。自然の意図に沿って体を動かしていれば、排泄はよくなる。排泄されない食べ物は、腐敗し始め、毒素を出す。腸内にとどまる時間が長いほど毒性は高くなる。最終的には毒素が血管に流れ出して深刻な病気を引き起こし、死をもたらす可能性も……」

●考え方・話し方で健康になれる！

ケヴィン氏は「心」「ストレス」にも触れている。

「考え方や話し方で健康になれる」という。「頭で考えることは、逐一、体の細胞に強力なインパクトを与える可能性がある」という発想は、東洋思想でいう心身一如《しんしんいちにょ》の真理である。村上和雄筑波大学名誉教授は「笑い」が二三個もの遺伝子のスイッチをプラス方向にオンにすることを世界で初めて立証した。これは「感情」が遺伝子に変化を与えることの証明であり、「感情」「気分」「精神」「イメージ」などが、遺伝子を通じて生理的に影響することの立証でもある。いわゆる心身相関メカニズム。ケヴィン氏は、この心身相関を明快に肯定する。

「肯定的な思考は病気を治す力を持っている」「否定的な思考は病気をもたらす」

●心が治す！「プラシーボ効果」

「科学では、思考が健康に大きな影響を与えるとは信じていない。医学は、思考だけのせいで病気になったり治ったりすることは有り得ないと考えている。しかし面白いことに、医学は『プラシーボ効果』については異議を唱えない」

プラシーボ効果とは、人が偽薬《にせやく》を与えられても病気が治るという現象のこと。「『効くクスリを飲んでいる』という考えが病気を治すのだ。その治癒率は約四割もあるのだが、ＦＤＡは『病気を治せるのは医薬品だけだ』と言い張っている」。

「否定的な思考は、ストレスとなって体を酸性にし、病気になりやすい環境を作る。ネガティブな考えの多くは、過去のトラウマやストレス度の高い出来事と結び付いている。何名かの著名な医師は　ガン患者の大半が過去に大きな苦しみを覚えるような出来事に遭《あ》っていることを発見している」

●正しい言葉等でＤＮＡに変化

「言葉には力がある」と彼は言う。ほとんどの人は知らないうちに「体にストレスを与え、ｐＨ《ペーハー》をアルカリ性から酸性にしてしまう言葉を発している」。さらに「研究者たちは、正しい言葉を話し、正しい考え方をするとＤＮＡ（遺伝子）に変化が生じるという結論にたっした」

とはスゴイ。

彼のガン患者へのアドバイス。「『……とりあえず切除するか、放射線をめいっぱい当てるか、死ぬかもしれないけれど劇薬（抗ガン剤）を投与してみよう』と考えてはいけない。なぜガンができたのか考えてみてほしい。その理由は体が酸性になっているからだ。そして、酸性になっている原因が、何かをつき止めてほしい。そこを変えれば、ガンは治せる」。

まさに、そのとおり――！　原因を取り除かない治療法は、永遠に失敗をくりかえす。「ガンが治らない……」と多くの医者が嘆じるのは、その原因にまったく目を向けないからだ。鶴見隆史医師（鶴見クリニック院長）は、若い頃、病気の原因を上司に尋ねて「そんなことは考えなくていい！」とこっぴどく叱り飛ばされた経験をもつ（『真実のガン治しの秘策』中央アート出版社、参照）。

病気の原因を考えない医療が、病気を治せる訳がない。

●できるだけ自然に楽しく生きよう！

さて――。全米九〇〇万人に衝撃を与えたケヴィン氏の推奨する「病気にならない」健康法を見てみよう。その発想をつらぬくのは「できるだけ自然（ナチュラル）に生きる!!」。
①「自然療法《ナチュロパシー》」治療師による定期診断。②それは「整体治療師」「薬草師《ハーバリスト》」「漢方医」「ホメオパシー医師」「自然療法《ナチュロパシー》医師」など。③市販薬・処方薬の服用をやめる。④体内ｐＨ値を調

べる。⑤腸内洗浄。⑥重金属解毒。⑦一日一時間歩く。⑧筋肉等をストレッチ。⑨深呼吸。⑩サウナ（遠赤外線など）。⑪身体ブラシマッサージ。⑫マッサージ（身体深部へ）。⑬気功を行う。⑭大手メーカー食品は買わない。⑮歯から金属除去。⑯タバコをやめる。⑰水道水は飲まない。⑱完全有機食品を摂る。⑲ファストフード店で食事しない。⑳電子レンジは使わない。㉑人工甘味料はとらない。㉒ダイエットソーダは飲まない。㉓マーガリンなど硬化油禁止。㉔コーンシロップ禁止。㉕焦付防止フライパン禁止。㉖養殖魚を食べない。㉗豚肉禁止。㉘化粧品など肌に塗るな。㉙缶・瓶入りジュースは飲まない。㉚ビタミン剤は飲まない。㉛白砂糖・白小麦粉を食べない……ｅｔｃ。

「ひゃあ……！　あたしには無理だワ……」とあきらめないこと。すべて筋が通った提案だと思います。このなかで、できることを一つずつでも実践していきましょう。

第4章

『癒す心、治る力』

（角川文庫）

アンドルー・ワイル著、上野圭一訳

定価八〇〇円＋税

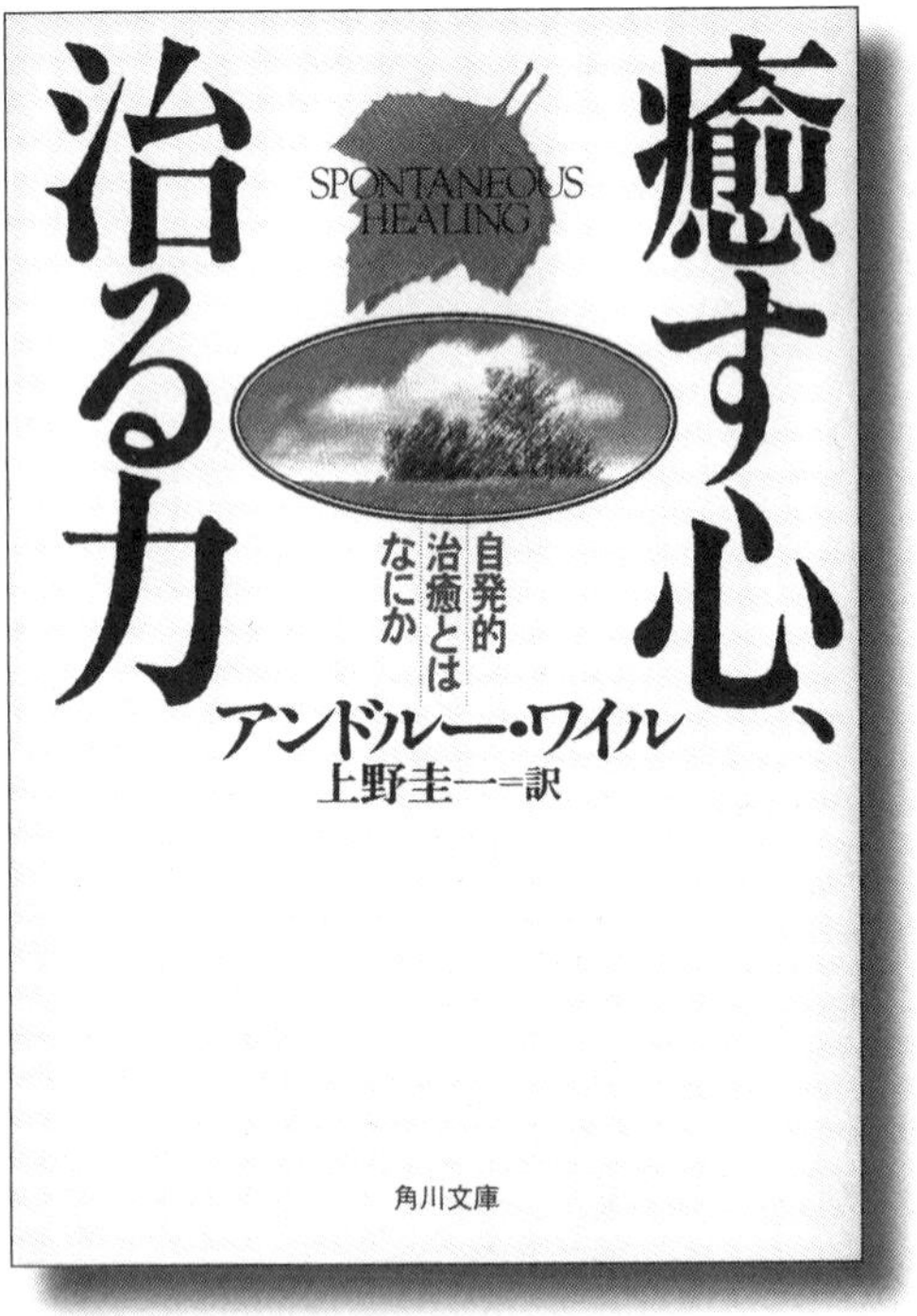

「人は“治る”ようにできている」……「自発的治癒」とは何か？

現代病院は〝患者〟という名のロボット修理工場

●世界的ベストセラー医学革命書

「……人には、みずから〝治る力〟がそなわっている。その治癒力を活性化させることで、絶望的な病から奇跡的に生還した人は少なくない……」（「解説」より）

本書のキー・ワードは「自発的治癒」（Ｓｐｏｎｔａｎｅｏｕｓ Ｈｅａｌｉｎｇ）である。アンドルー・ワイル博士は、本書で現代医学の分野から自然生薬の世界、さらにはシャーマニズムの奥地まで精力的に探訪する。そして、「人が治る」メカニズムを究明していく。その旺盛な好奇心と探求心は、狭い西洋医学の枠をはるかに飛び越え、新しい医学の地平に到達している。そこに開けた風景とは西洋医学と東洋医学さらには世界の土俗的な伝承医学との出会いと融合であった。

本書は「博士がみずからの臨床体験をもとに、実際の治癒例と処方を具体的にわかりやすく記し世界的ベストセラーとなった医学の革命書」である。

●単純な真理「からだの治る力」

ワイル博士は明言する。

「本書のテーマは、とても単純だ。からだには治る力がある。なぜなら、からだには治癒系（ヒーリング・システム）が備わっているからだ」。そして、こう言う。

「健康な人でも治癒系について、知りたいと思うにちがいない。いま、健康でいられるのは治癒系のおかげであり、治癒系にかんする知識があれば、より健康になるのも可能だからだ」「もし、不幸にして、あなたが、またはあなたの愛する人が、いま病気であれば、やはり治癒系について知りたいと思うだろう。なぜなら、治癒系にかんする知識こそが回復への最良の希望となるからだ」（「はじめに」）

この希望は、風邪からガンまでまったく同一である。治癒系はあらゆる病気を快方に向かわせるシステムなのである。治癒系とはいうまでもなく自然治癒力システムのことであり、本書は、その謎解きの旅の書である。

●近代の病院は人体〝修理工場〟

第一部は、治癒系の存在をあきらかにしていく。それは、こころとの相互作用をふくんでいる。心身一如《しんしんいちにょ》は、本書のもうひとつの大事な視点である。西洋哲学は、心と体を二つの異なった存在とみなしてきた。そこから唯心論、唯物論という機械的な哲学思想が生まれたのである。近代医学は唯物論からさらに派生し、人体を機械論的にとらえてきた。人体は臓器という部品（パーツ）の合理的な集合体である、という見方である。病気は、これら部品の不具合で起こる。よって、その部品を修理すればいい。

〃修理〃には薬物療法、手術療法、物理療法などがある。薬物を投与すると臓器という〃部品〃は、特殊な反応を起こす。その反応を活用して、元の機能を回復させようという試みだ。手術療法は〃部品〃の悪いところを切除して修復する。物理療法は放射線などを照射して〃部品〃を変化させようというもの。それが無理なら全部摘出する。最近では、部品交換……というレベルにまで達している。人工臓器などの臓器移植がそれである。

まるで、ロボットの修理工場である。おどろくには当たらない。西洋医学は、人体をもともと生理ロボットとしてとらえているのである。だからパーツ（部品）の除去、交換はあたりまえ。近代医学における病院は、人体の〃修理工場〃なのである。

●近代医学のルーツは野戦病院

ここまで書くと、近代医学の病院の原風景が見えてくるはずだ。

それは戦場の野戦病院の光景である。「そもそも近代医学の発端は一八五三年のクリミア戦争の野戦病院から始まったんだ」。こう、いささか憤慨して告発するのは森下敬一博士。国際自然医学会、会長。彼は戦後日本の自然医学の開拓者であり泰斗《たいと》である。

「ところが、みんなナイチンゲールに騙《だま》されちまった」と嘆く。「だいたい兵隊ってのは若くて頑健だ。そいつらが弾に当たったり、負傷したりして野戦病院に担ぎ込まれる。傷を消毒し縫っちまえば治って元気になる。また戦場に送り出せる。つまり戦場医学……それが、近代医学のルーツなんです。だけど野戦病院にはガンや糖尿病など慢性病なんてありやしない」。

つまり、戦場医学とは応急の救命医学であった。「そのとおり。近代医療は、救命治療として発達したが、それだけ。現代医療が慢性病を治せないのも、そのためです」と医学界の長老は大きくうなずく。「そもそも近代医学は、始まりから間違っていたんです。だけど、だれもそのことに気づかない」。

メンデルソン医師（第1章参照）も「現代医学で評価できるのは、わずか一割に相当する救命医療のみ」と断言していた。まさに、森下博士と同じ。戦場医学がルーツなら、それも無理はない。

●人の〝治る力〟が信じられない

つまりは現代の病院は、人体という名の〝ロボット修理工場〟なのである。

なぜ修理するのか？　それは修理しなければ〝治らない〟からである。部品を点検し、修繕し、油をさして、ようやく〝ロボット〟はまた完璧に動き始める。医師や看護師たちは〝修理工場〟のスタッフである。修理には腕のいい職人技が求められる。そして、腕のいい職人（医師）には〝神の手〟の称号が与えられる。

病院という名の修理工場で働く〝かれら〟にとって、「……人には〝治る力〟がそなわっている」と言ったら、わが耳を疑うだろう。それは、目の前のロボットが、部品の修理もせずに、勝手に回復して、起き上がって、歩きだすようなものだからだ。

「壊れたロボットが、ひとりでに治るなんて、ありえない！」。〝かれら〟はむきになって怒鳴るかもしれない。

これはまさにコッケイなる光景というしかない。まさに、喜劇映画の一コマである。

しかし、〝かれら〟は本気で怒っている。

●医師が自然治癒力に無知なわけ

現代の大半の医師たちは「自発的治癒」という現象を認めない。「ありえない」と必死になって否定する。その理由は、きわめて簡単だ。かれらは「医学教育で、自然治癒力の存在すら〝習っていない〟」からである。

ヒポクラテスの箴言《しんげん》を例に引くまでもなく、自然治癒力こそは医学の根源である。全ては、そこから始まらなければ話にならない。なのに、近代医学は、その自然治癒力をまったく教えないのだ。「なぜ、大学医学部で自然治癒力を教えないかって？」。森下先生は、わたしの質問に目を細めて言い放った。「患者が、ほっておいたって自然に治っちまうなんてことを教えてごらん。医者も薬屋もオマンマの食い上げだよ」と呵々大笑《かかたいしょう》された。まさに、現代医学と対峙する孤高の医学者は意気軒昂。わたしもつられて大笑いしてしまった。医者向けの『医学大辞典』（前出）からは「自然治癒力」の項目は抹消されている。それどころか「治癒」の項目すらない。近代医学は、初めから、医学の大根本を意図的に隠蔽無視してきたのだ。若き医学徒たちが、「自然治癒力」の存在にまったく無知であるのも当然なのだ。よって、近代医学の教育を受けてきた医師に「人は自然に〝治る〟」と告げることは、天動説を信じる人間に、地動説を教えるようなものなのである。

かれらは、文字通り驚天動地《きょうてんどうち》のおどろきでパニックとなる。いやはや……。教育いや〝狂育〟の力は、そら恐ろしい。

ハーバード大医学部への失望とアマゾンへの冒険

●熱帯雨林にシャーマンを訪ねる

じつは、本書の著者アンドルー・ワイル博士も、若き医学生のころは、自然治癒力の存在にすら無知であった。ハーバード大学医学部を卒業した優秀な若き医師だった彼は、「人がなぜ〝治る〟のか?」、その謎を知りたくて、リュックを背に南米アマゾンの熱帯雨林に深く踏み入り、原住民部落のシャーマンを訪ねている。

本書の第一章は、その若き冒険家の姿から始まる。

一九七二年。アマゾン河畔のジャングルに彼は深く深く分けいっていく。

「長いあいだ探し求めていた治癒の秘密をなんとかして教わりたい。それればかりを考えていた」「わたしは、人を癒す力の原点、魔術と宗教と医学をひとつに結びつけるものにたいする思考のヒントを探しつづけていた」「なによりも人の病気を『癒す心、治る力』ための実用的な秘訣を手中にしたかった……」

若き学究の熱意がつたわってくる。彼は権威あるハーバード大学で高等教育を受けるのに八年間も費やしてきた。「植物学を四年、医学を四年間学んだが、自分の疑問に明快な解答はだせなかった」。そして、矢もたてもたまらなくなってくる。「先住民の治療家に会いたい。急速に失われていく薬草の知識をいまのうちに得ておきたい……」。

●学んだ治療は絶対受けたくない

若き超エリート研修医であったワイル青年が、どうして未開の熱帯アマゾンに足を向けたのか？

「研修医としての生活がわたしに、人体にたいして侵襲的《しんしゅうてき》（生理的に傷つけ侵す）なテクノロジー医学の世界から逃れてロマンテックな自然治癒の理想に向かって旅立ちたい、という欲求を生じさせたのだ」。メンデルソン医師（前出）は大学医学教育が、若き医学生を駄目にする、と断罪していた。安保徹教授も「大学医学部では治療法は教えない」と告発している。つまり、現代の医学教育は、情熱に燃えた医学生たちを製薬メーカーの利益に従属する〝白衣の奴隷〟として生産する場と化しているのだ。ワイルは、その隷属の道と決別した。

「……一九六九年、研修医としてのトレーニングを終えたときに、わたしは、それまで学んできたような医学の診療には手を染めまいと決心した」。その理由は二つ。「もし自分が病気になったとき、ほかに代替案がない場合は別として、自分が人にほどこすべく教えられてきたような治療は絶対にほどこしてほしくない、という強い感情である。自分がいやなことを人に押しつける気にはなれなかった」。

これは感情的な理由である。

●ハーバード大医学部への絶望

もうひとつは論理的な理由だ。

「ハーバード大学医学校で四年間と、それにつづくインターン生活で学んだ治療法は、病気というプロセスの根源に触れるものでも、治癒を促進するものでもなく、病気のプロセスをおさえつけ、ただ、たんに目にみえる症状を打ち消すだけのものでしかなかった」。

若き青年医の失望の溜め息がきこえてくる。

「健康とはなにかについて、健康の維持法について、病気の予防法についてては、ほとんどなにも教わらなかった。疎漏《そろう》もいいところではないか。わたしは医師の第一のつとめは、そもそも病気にならないような方法を人々に教えることだと信じていた。『ドクター』の語源は『教師』を意味するラテン語である。予防教育が最善のつとめであり、なってしまった病気の治療は次善の仕事なのだ」

読者は、若きワイル医師の苦悩に、わが目を疑うだろう。アメリカの大学のトップを極めるハーバード大学医学部なら最先端かつ最高峰の医学教育をほどこしている、と誰しも信じきっていたはず。ところが、そこでは「健康の意味」「健康の維持」どころか「病気の予防法」すら教えていないのだ！

●現代医学は抑圧的な「抗」医学

若きワイル医師の勇気ある〝内部告発〟は、あなたの無邪気な病院〈信仰〉、クスリ〈信仰〉を打ちくだくはずだ。

彼は告白する。「わたしは現代医学の抑圧的な傾向を憂える」。「現在、使われている薬剤のカテゴリー名をみれば、その多くが『抗』（ａｎｔｉ）という接頭辞ではじまっていることがわかる。われわれは日常的に抗痙攣《こうけいれん》剤・抗高血圧剤・抗不安剤・抗うつ剤……抗炎症剤などを使い、ベータ受容体遮断薬・水素受容体拮抗《きっこう》剤などを使っている。われわれの医学は、文字通り『抗』医学、本質的には対抗的・抑圧的な医学なのである」。

そういえば抗ガン剤は「抗」の医学のシンボルともいえる。

現代の医師たちがよく使う言葉に〝叩く〟がある。「このクスリで病巣を叩きましょう」「まず、放射線で徹底的にガンを叩く」……などなど。

しかし、「ガンはイヌ、ネコと同じ。叩けば叩くほど狂暴になり歯向かってくる」という教訓がある。一九八五年、米国立ガン研究所（NCI）のデヴュタ所長の議会証言は、〝叩く〟治療の逆効果を吐露している。抗ガン剤で〝叩かれた〟ガン細胞は、たちまちみずからの反抗ガン剤遺伝子（アンチドラッグ・ジーン：ADG）を変化させ抗ガン剤を無力化し、自らは凶暴化していく。

すなわち、現代医学……「抗」の医学は、病気を治すどころか、慢性化させ、凶悪化させる。このような至極《しごく》あたりまえの真理に気づかぬ医師、患者があまりに多すぎる。

●クスリは、さじ・ひと・とき加減

ワイル博士の告発をたどろう。

「……『抗』医学のどこが悪い？　そう反論する人もいるだろう。もちろん、熱が危険領域にまで上がったとき、アレルギー反応が制御不能になったときなどは、とりあえずその症状をおさえなければならない。真に深刻な状態に対処する医療技術として、一時的に用いるかぎり、わたしは抑圧的な治療法に反対するものではない」

わたしもワイル博士に同感である。現代医療は、緊急医療、救命医療の分野では、高く評価されなければならない。その意味で、アロパシー（薬物療法）も大きな貢献をしているのだ。

しかし、それは無暗矢鱈《むやみやたら》にクスリを濫用してよいというわけではない。昔からクスリはさじ加減、ひと加減、とき加減……という。まさに、「ここぞ！」というときに用いてこそ、絶妙の効果を発揮するのが医薬の本領であろう。

●薬の毒が患者を危険にさらす

しかし、若きワイル医師は、病院勤務をはじめてすぐに気がついた。

日常的・標準的な治療戦略として「抗」医学に依存していると、二つの問題が生じやすい。

第一は「患者を危険にさらす」ということである。

その理由――。「武器としての現代医学の薬剤は、本来的に効力が鋭く、毒性が強いからだ。その毒性のおかげで、望ましい効果が副作用で相殺される場合があまりにも多い」「現代医学の対抗的な薬剤の有害反応は生体にたいする大いなる懲罰であり、研修医時代にいやというほどその実例を目撃してきたわたしは、もっとましな方法があるにちがいないと思うようになったのだ」。

彼には、化学薬剤による「抗」医学よりも、自然に存在する植物などの「生薬療法」のほうが魅力的に思えた。それは「大学や病院で教えられた薬剤に替わる、より安全で自然な療法の可能性をそこに見出だしたからだった」。

●薬で症状をおさえると危険だ！

第二の問題は、よりやっかいだ。

「抑圧的な治療法をつづけているかぎり、病気を解消するどころか、病気のプロセスを強化させてしまう可能性が高い」

若きワイル医師は、異端医学の傑物と称えられるサムエル・ハーネマンの著作に接したときその重大事実に気づいた。ハーネマン（一七五五〜一八四三）は代替医学の同種療法（ホメオパシー）を創始したことで知られる。ワイル博士は自らもホメオパシー医療を体験し、「害をあたえることのない」その療法に深く敬意を抱いた。

ハーネマンの教えは、ワイル医師には啓示となった。

「彼の教えでもっとも重要な点のひとつは、病気の目に見える症状をおさえつけることの危険性を解いているところである。彼は皮ふのかゆみや発疹《ほっしん》を例にあげ、病気は皮ふから外にでていくので、体表にあらわれる症状は、体内の症状よりもいい徴候だと教えてくれる。抑圧的な治療法は病気のプロセスを内部に押しやり、将来もっとたちの悪いトラブル、さらに強力な抑圧的治療にも抵抗するようなトラブルを発生させる」

●症状を「奥に追いやる」だけ

ワイル博士は、その不幸な一例としてステロイド軟膏の使用例をあげる。

この薬剤はアメリカでは町の薬局でもかんたんに買える。その結果、ステロイド依存症は年々急増している。「使っているあいだは発疹《ほっしん》もおさえられるが、ひとたび使用をやめるとたちまち症状が再発し、しかも以前よりも悪化する。病気のプロセスが解消されたわけではなく、症状を奥に追いやっただけなのだ。病気は（クスリによる）外からの対抗力が停止するとすぐに力を結集し、新しい表現をとってあらわれようとする」。

これは万病に対する薬物療法の宿命であり、致命的欠陥である。つまりクスリは病気にたいするつっかい棒にすぎない。

慢性疾患にたいする治療薬を処方するとき、医師は平然とこう言ってのける。「一生飲みつづけることですね……」。つまり、患者が生きているかぎり、医者も製薬会社も無限の利益をあげられる。クスリは症状を「奥に追いやっている」だけで、慢性病は治ったのではない。それどころか体内では深刻に悪性化が進行していく。表に現れる症状が薬で隠されているだけに、患者はその恐怖の事実に気づかない。気づいたときにはもはや手遅れ……。なのに医者の指示に唯々諾々《いいだくだく》としたがう患者のがわも知性（痴性？）が問われる。

近代的病院で呪《のろ》われ殺されていくひとびと

●医者の言葉で〝ブードゥー死〟

「自分の職業の短所について書くのは気が進まない」

博士の正直なため息と真情吐露である。「だが、その短所はわれわれすべてに不幸な結果をもたらしている元凶ともいえるものだ。率直にいおう。あまりにも多くの医師が、治る可能性について悲観的な見解をもちすぎ、そのペシミズムを患者や患者の家族に投影している」。これは「ガンの患者学研究所」代表の川竹文夫氏が痛烈に批判している現代医療の落とし穴である。ワイル博士も指摘する。「わたしのところにくる患者の多くが、なんらかのかたちで、医師から『治ることは期待できない』『病気とともに生きることを学べ』『覚悟をしたほうがいい』『これ以上、医学にできることはない』という意味のことをいわれている」。

患者は、これら医師の御宣託に怯《おび》え、呪縛《じゅばく》され……言葉のとおりの末期《まつご》を辿《たど》る。「余命はあと××カ月です」。ガン患者への冷酷な「余命告知」などは、その典型。患者は顔面蒼白となり、精神的に落ち込み、ガンと闘う免疫力（NK細胞等）も激減する。それに反比例してガン細胞は激増するのだ。

●余命告知という名の〝死刑執行〟

そうして、告知されたとおり「××カ月」で息をひきとる。遺族は「あの先生はたいしたものだ。余命をピタリ一日もたがわず予告した」と妙な感心をする。真実は「余命」に合わせて猛毒抗ガン剤などの投与量を調整しただけであろう。予告どおりに〝死刑執行〟したわけか。こうして患者は、医者の言葉に呪縛《じゅばく》され死んでいく。「医学的な研究所によると、呪いによる慢性病や老衰死の背景には、不随意神経系の錯乱的な乱れのようないくつかの生理的なメカニズムが関与していると考えられている。いわゆる『ブードゥー死』（ブードゥー信仰の呪《のろ》いによる死）は、否定的なプラシーボ（暗示）反応の究極の実例なのだ」「現代社会においても、病院・診療所・開業医の診療室などで同様な呪《のろ》いが毎日かけられていることに、われわれは気がついていない」。

●医師が見放したクリスティン

本書『癒す心、治る力』は、現代医療の告発にとどまらない。

この本は、若き頃からのワイル博士の真の医学を求める旅の記録でもある。

彼の率直な行動力と、未知なる医療にたいする畏敬の態度は感動的ですらある。アマゾンの奥地に向かった行動力は、その後もいかんなくいかされている。それは一医師というより一ジャーナリストの目線でもある。彼は「自発的治癒」の数多くの奇跡を目《ま》の当たりにし、それを克明に記述している。

たとえば、クリスティンの場合。再生不良性貧血で二度の骨髄移植手術を受けながら拒絶反応が起きて、医師も彼女の生命を見放した。

彼女は希望を失わず手当て療法、イメージ療法など試みる。週に五日、ヒーラー（治療師）

による手かざし治療を受け、さらに自然食の食事療法にとりくむ。断食療法にも……。

●生きる道は必ずあると信じて

そして「二〇年後のいま、クリスティンは健康で活力にあふれた、四児の母である。子どもたちもみんな元気だ。医学的にみれば、彼女の回復はきわめて異例であり、担当の医師団のひとりが再生不良性貧血の国際学会で症例発表をしたほどである」。

何が彼女を絶望的な業病《ごうびょう》から救ったのだろう？　西洋医療ではない、さまざまな代替療法が効果を上げたことはまちがいない。そして、なによりも効果を上げたのは「生きる道」を探し続けた彼女の精神力によるものだろう。

「生きる道は必ずあると信じていたわ」と彼女はいう。「それをみつければいいのよ。そう信じて探しつづけることが、わたしの性懲りもない楽観主義をあおって、治癒というプロセスに積極的に参加していく原動力になったわけよ」。

こうして、自発的治癒力は、この一人の女性を救った。

「誰もが神だ！」霊的転換が末期ガンから救った

●寺山シンさん末期癌から生還

この本では、私の親しい知人のケースも紹介されている。

寺山心一翁《てらやましんいちろう》さん。「ガンの患者学研究所」でお目にかかった。満面の笑顔と輝くオーラを放つ方である。寺山さんは末期ガンからの生還者である。その奇跡とも思える帰還を、ワイル博士は「自発的治癒」の好例として紹介している。いまや寺山さんを〝シン〟と呼び、終生の友としている。

「もし一〇年前、ガンの診断を受ける以前に会っていたとしたら、わたしは彼が好きになれなかったことだろう。そのころの写真に映った彼はやつれて、不愉快そうな表情を浮かべ、わたしが知っている、思いやりのある、霊的にめざめた彼とはまるで別人なのだ」

博士の文章に、私もただ微笑でうなずくしかない。東芝のコンピュータ・エンジニアだった彼は、独立して超多忙な日々に忙殺されていた。そのころ、彼は働き中毒で、二四時間待機の状態で仕事をしていた。ほとんど眠らず、一日に一〇杯から二〇杯のコーヒーをのみ、ステーキと甘いものに目がなく、生活に音楽が入りこむ余裕もなかったという。一九八四年、腎臓ガンが発見される。すでに両肺に〝転移〟……。

●生きている幸せ！ 誰もが神！

彼は病院を脱出して自宅に戻った。現代医療と決別したのだ。マクロビオティック（玄米正食）を開始。日の出前のマンションの屋上。「彼は仏教の経文と詩を唱え、合掌して祈りながら日の出を待った。太陽がのぼってきたとき、まばゆい光が胸のなかに飛び込んできて全身にエネルギーを送ってくれるのを感じた」。寺山さんは独白する。「生きていることだけで幸せでした。太陽が神にみえましたよ。部屋にもどったら、家族全員のまわりにオーラがみえるようになっていました。だれもが神なんだって思いましたね」。

ワイル博士は「シンの物語」に深く感銘を受ける。「自分のガンを愛さなければならない。敵として攻撃してはならない」という言葉に象徴される、その心理的・霊的変容。博士は言う。「……ほとんどの人は受容の姿勢で人生を送ろうとはしない。反対に、医師に負担をかけることで、出来事を自分の都合に合わせ、状況を支配しようとして、たえず対決の姿勢をたもっている。古代中国の哲人、老子によれば、そのような姿勢はいのちの道（タオ）とは正反対のものであり、その姿勢に執着する者は滅びなければならない」

●治癒系を阻害する八大要因

ワイル博士は具体的にアドバイスする。それはガン治療に大きなヒントとなる。

まず「治癒系を阻害する八大要因」を列挙。それは**①エネルギー不足**（治癒にはエネルギーが必要。それは適切な食生活と呼吸と休息でもたらされる）、**②循環不全**（健康的な食生活・禁煙・運動によって維持される）、**③浅い呼吸**（代謝を低下させ治癒系の効率を下げる。神経系を乱す）、**④防衛障害**（免疫機能の衰え。感染や害作用や不健康な精神状態で起こる）、**⑤有**

害物質（治癒反応を弱らせる）、⑥**老化**（治癒を妨げる。中国伝承医学には強壮剤の天然物が多い）、⑦**心理的要因**（病気の推移に心が大きく作用）、⑧**精神・霊的問題**（健康や病気の主要原因は物質的／身体的なものではなく、精神的／霊的なものである）――。

さらに食生活について。ワイル博士の指導は、ゲルソン療法（第７章参照）ほど厳格ではない。しかし、肉食には辛口の批判を展開している。その指導はやはりベジタリアンの食事である。

●放射線と抗ガン剤は粗雑で危険

ガンにたいしての解釈はゲルソン博士と同じ視点に立つ。「ガンは、たとえ初期で限局性のものでも、治癒系の衰弱の表現であり、全身病である」「したがって、患者は身体的・精神的・感情的・霊的なすべてのレベルで改善を行い、全身の健康状態と抵抗力を向上させるように心がけなければならない」。しかしながら……。「現在のガン治療は満足とは、ほど遠い水準にある。現代医学の〝三大療法〟すなわち外科手術・放射線療法・化学療法（抗ガン剤）のうち、納得できるものは外科手術だけである。ガンが一か所にとどまり、外科医のメスが届く範囲にあるものなら摘出して永久的に除去することが可能である。だが、残念なことに、そのようなガンは非常に少なく、おもに皮ふと子宮頸部のガンにかぎられる。あまりにも多くのガンが、発見されたときには、すでに二か所以上に広がっているか、メスの届かない部位にできているのである」「放射線療法と化学療法は未熟かつ粗雑な方法であり、いずれは時代遅れになる治療法である」さらに「放射線療法と化学療法は、それ自体が変異原物質であり、発ガン物質であることを忘れないで欲しい」。

●数時間、数日でガン自然退縮例

いっぽうで、博士はガンの自然退縮にもふれる。それは「免疫系が短期間に悪性細胞の増殖に反応する可能性があることを示している。それはときに、大きな腫瘍細胞が数時間、数日のうちに消えてしまうほどの激しさをみせることもある」。

「ガンのトータルな治癒への最大の希望が免疫反応にあるとしたら、免疫系を損傷する可能性の高い化学療法の利用については慎重のうえにも慎重でなければならない」

しかし、免疫力が最大限に発揮されると大きなガン腫瘍でも「数時間、数日のうちに消えてしまう！」とは、人体にそなわった生命力、治癒力の底知れぬ偉大さにただただ驚嘆する。

そのような自発的治癒ブースターに点火するものは、まさに宇宙との一体化を感得した霊的パワーに他あるまい。

第５章

『新版・ぼくが肉を食べないわけ』

The New Why You Don`t Need Meat

（築地書館）

ピーター・コックス著、浦和かおる訳

定価二二〇〇円＋税

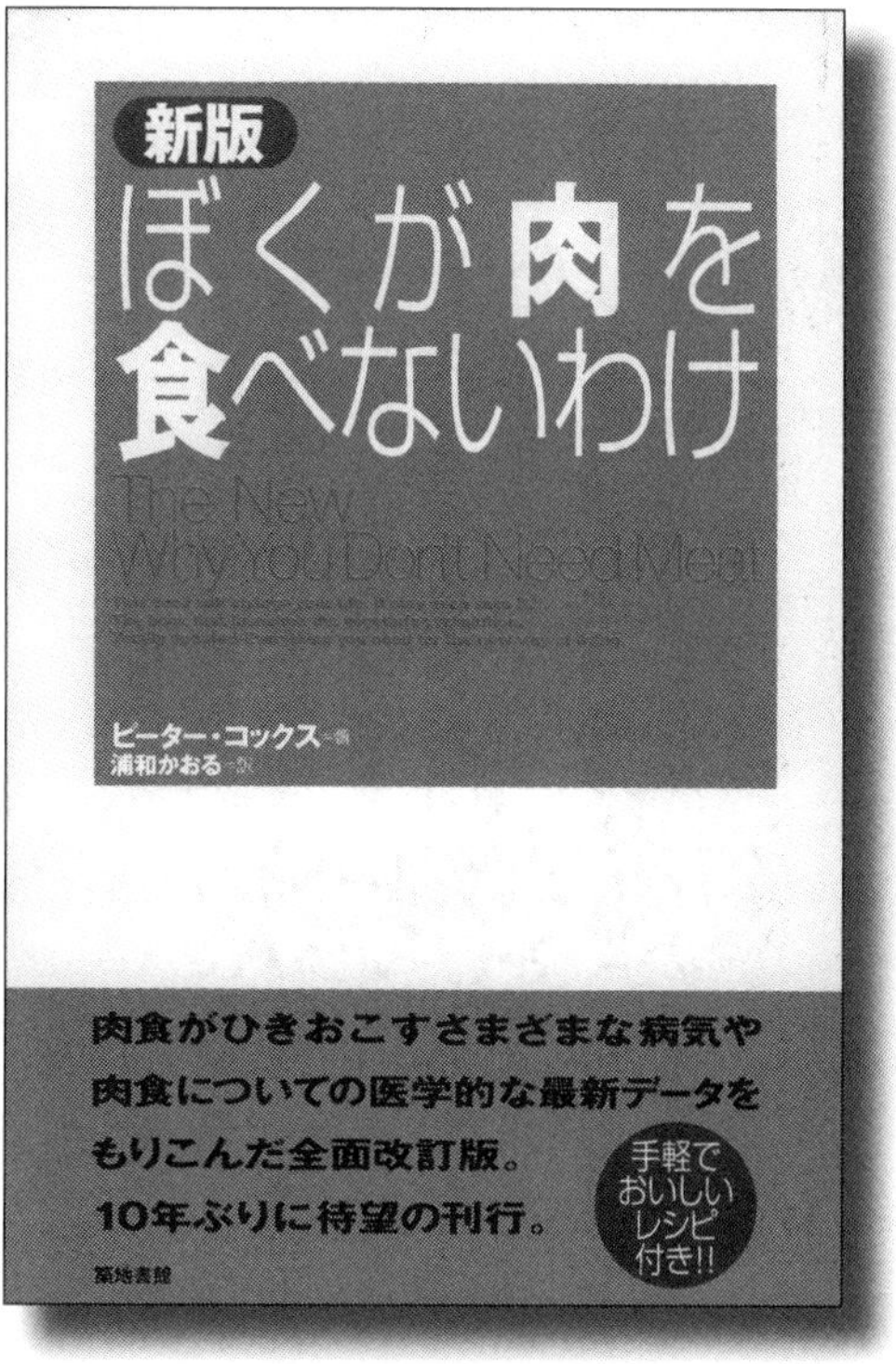

歯や消化器や唾液をみても、ヒトはもともと菜食動物です

●ベジタリアンのバイブル本

この一冊は、わたしのライフスタイルに少なからぬ影響を与えました。わたしがベジタリアン（菜食主義者）となる大きなきっかけとなった本です。国際的にもベジタリアンのバイブル本といってよいでしょう。

著者ピーター・コックスは一九五五年、イギリス生まれ。一九七三年、食品・医療関係のコンサルタント会社を創設。国際的な活動を行ってきて、一九八四年、英国ベジタリアン協会を設立。夫人も菜食者のための料理本の著書がある。つまり夫婦そろってベジタリアン。この『新版』は、約一〇年前に出された初版に、新たな情報を加筆して改訂したもの。イギリス国内では医学誌〝Lancet〟や高級紙〝Daily Telegraph〟などで絶賛されている。この『新版』は狂牛病（BSE）にも大きなページを割いており、役立ちます。ピーター・コックスの手法は、徹底した実証主義。菜食の思想を読者に押しつけるのではなく、国際的な研究論文、報告を徹底的に調査、収集して読者に提示する。巻末には引用した論文の出典一覧を掲載。これも学術的スタンス重視の現れです。

さらに巻末には「肉と絶縁する方法」。たとえば「家族の説得」など、コンサルタントのプロらしいこまやかな気配り。さらに「私の台所へようこそ！」とベジタリアン料理のレシピを数多く紹介している。たとえば「五目豆のサラダ」「豆とコリアンダー・スープ」……などなど。その数、二〇品目余り。「豆腐のマリネ」など日本人にとってもおなじみの食材があるのも嬉しい。ここに紹介されたレシピ料理を全部堪能したら、だれでも快適ベジタリアンになってしまうのではないでしょうか。

ベジタリズムのガイドブックは多く出版されていますが、この本がベストでしょう。

●アー・ユー・ミートイーター？

欧米の知識人などが集うパーティーでは、よくこんな質問が交わされるという。

「アー・ユー・ミートイーター？」。

〝Meat Eater〟。直訳すれば〝肉食主義者〟。まあ、気楽に「君は肉を食べるのかい？」とたずねている。「イエス！　アイライク　ミート」と、あなたは笑顔で答えたとする。

「Ah…！」と相手は肩をすくめ苦笑い。

海外に詳しい友人から、つぎのように聞いた。

「あちらの社交界では、スモーカーと、デブと、ミートイーターは密かに馬鹿にされるんだね」。セレブの鼻持ちならない気取りパーティーなど好きではないが、これは事実のようだ。スモーカーはもはや論外。肥満体も「自分の体重もコントロールできない」と白状してるようなもの。陰でのケイベツの対象となってしまう。そして〝肉食者〟。

いまや、欧米のインテリにとって「肉は体によくない」という真実は、もはや〝常識〟。よって「アイライク　ミート！」と笑顔で答える奴は「そんなことも知らないのか！」という蔑《さげす》みの優しいまなざしを受けることになる。

●ミート・キルズ（肉は人を殺す）

じっさいパーティーなどで外国人と会話していると、かれらが健康情報に関してじつに熱心であることに驚かされる。そこで「……アイアム　ベジタリアン」と、サラッといえば、「Ｒｅａｌｌｙ？」と称賛の目付きに変わる。その目は「君はじつに詳しいんだなあ……」と語っている。

私はアメリカのベジタリアン運動のリーダー、ハワード・ライマンの著書を翻訳して、ベジタリアンとなることに決めた。そのタイトルは『マッド・カウボーイ』（邦題『まだ肉を食べているのですか？』三交社）。ライマンは、モンタナ州で第二位という大牧場主だった。しかし、脊髄腫瘍という一〇〇万人に一人しか助からないといわれる難病に襲われ、人生を一八〇度転換させた。彼はベジタリアンに転身したのだ。そこで、自著のタイトルをユーモアをこめて『マッド・カウボーイ』としたのである。

この著書で、ライマンは「ミート・キルズ（肉は人を殺す）」と断言している。「それは、タバコより多くのアメリカ人を殺してきた」とバッサリ。そして、その事実を巧妙に隠蔽する方法を「食肉産業界はタバコ業界のやり口から学んだ」と指摘する。つまり「ウソ情報を流し、消費者を混乱させせろ！」。

●ベジタリアンにもランクあり

ライマンも『ぼくが肉を食べないわけ』の著者ピーター・コックスも誠実な人格者である。扇動家ではない。ただ、かれらは人類があたりまえのように親しんできた肉食が、いかに危険なものかを知って、その真実をできるかぎり多くの人々に伝えようと、日々努力しているにすぎない。

さて、ライマンの著書によればベジタリアンにもランクがあることを知った。

私は自らを「しなやかなベジタリアン」と自己紹介する。すると講演会場などでは笑いがおこる。「フレキシブル・ベジタリアン」。ふだん肉は食べない。しかし、少しだが魚は食べる。さらに友人たちとの交流では肉をつまむこともある。

それは二〇代半ばで師事した世界的なヨガ導師、沖正弘先生の生き方に感銘を受けたからだ。「わしもときに邪食《じゃしょく》の肉を食う。食事には健康の目的のほかに交流という目的もある。だからそういうときは友情を優先して、わしも肉を食う」。ナルホド……。

だからわたしも友情優先とした。わたしのようなベジタリアンは、とても横綱クラスでなくフンドシ担《かつ》ぎのレベルだ。いわゆる〝セミ・ベジタリアン〟。次いで〝ラクト・オボ〟と呼ばれるベジタリアン。彼らは肉・魚は食べないが、牛乳やチーズ、卵は食べる。ラクト・ベジタリアンは卵も食べない。

完璧ベジタリアンを〝ヴィーガン〟と呼ぶ。もはや牛乳やチーズどころか、動物性食品（アニマルフード）は、まったく食べない。

一部には、まだ〝ベジタリアン〟イコール〝変人〟ととらえる人もいる。アメリカ映画を観ていたら「ベジタリアンに気をつけろ！」というセリフが出てきて笑ってしまった。むろん、かれらは奇人でも、変人でもない。人生において「食べる」ことの意味を真剣に突き詰めていたら必然的にベジタリアンになった……ということです。

●歯が何を食べるべきか教える

なぜ「肉は人を殺すのか？」。ライマンもコックスも同じことを言う。「みずからの歯の形を見よ」。「何を食べるべきか？それは歯が教えてくれる」。造物主の神なる自然が与えてくれた人間の歯並び。それは、臼歯（五）、門歯（二）、犬歯（一）の割合だ。つまり、食物の八分の五は穀物とし、八分の二は、野菜・果物、八分の一は動物食にせよ……という教え。と、思いきやライマンに言わせると「そうではない」という。

「犬歯は、もはやその名に値しないほど退化している。もはや肉を裂くことはできない」。もとカウボーイの彼は、生肉で〝実験〟もしている。とても噛み切れない。「本当の犬歯を知りたかったら飼い犬や猫の口の中をのぞくがいい」。鋭く尖った歯、それがほんらいの犬歯である。

だから「退化しきった犬歯は、肉をもはや食べてはいけない」と教えているのだ。

●「腑」に「肉」が入って「腐る」

さらに、人間が肉を食べてはいけない根拠は、消化器の長さ。トラ、ライオンなど肉食獣のそれは体長のほぼ三倍。これに対して人間は一二倍。肉食獣の約四倍も長い。

それは穀物などを長い時間かけてゆっくり消化吸収するため。それに対して肉食獣の消化器が短いのは、肉類が長く消化器にとどまると腐敗して毒素を出すからだ。

五臓六腑《ごぞうろっぷ》の「腑《ふ》」とは、消化器のこと。「腐る」という漢字は「腑」の中に「肉」が入った状態を表す。だから肉食動物は、肉の栄養を吸収したら速やかに体外に排泄する。そのため消化器は短い。

肉食動物の約四倍も長い消化器系をもつ人間が、肉を食べる。すると、四倍も肉が腸内にとどまることになる。肉は腸内部で悪玉菌により腐敗して、発ガン性もある様々な有毒物質を発生させる。その毒素が腸壁を刺激し、さらに吸収されて全身をめぐる。そのため、ガンなど様々な病気に冒されて死にいたる。食べた肉が体内で〝毒〟に変じる。このことを知らない人があまりに多すぎる。また肉に含まれる動物性脂肪は血管内で固まりやすい。それが血管を詰まらせる。だから肉食者の心筋梗塞や脳梗塞等による死亡率は、肉を食べない人の八〜一〇倍と恐るべき高率になる。以上が、「肉が人を殺す」メカニズムである。

●メジャーの〝餌づけ〟食肉文化

また、人間が肉を食べるべきでないことは、唾液が教えてくれる。トラ、ライオンなど肉食獣の唾液は酸性である。それは肉を溶かす必要からだ。しかし人間の唾液はアルカリ性。それは穀物を溶かすため。このように①歯並び、②消化器の長さ、③唾液のｐＨ……いずれも人間が肉を食べることが不自然であることを、戒めている。

「はじめて知った！」という方も多いはず。本当は義務教育の小学校家庭科の授業あたりでキチンと教えるべきこと。しかし、それは絶対に教えられない。巨大な食肉産業を支配するのは巨大穀物メジャーであり、それをさらに上から支配するのが強大石油メジャー。金融メジャー、軍事メジャーとともに地球を支配する三大メジャーのひとつ。かれらが利権にかかわるそんな「教育」を許すはずがない。

あっさり、誤解を恐れずに言ってしまえば、食肉文化とは、これらメジャーによる巧妙な〝餌づけ〟文化なのである。

●肉を食べると心臓病死は八倍強

――さて、論より証拠。グラフ1は、心臓病による死亡率の比較。肉食をする一般人を一〇〇％とするとベジタリアンは一二％。肉を食べる一般人はベジタリアンの八・三倍も心臓病で死んでいる。非ベジタリアン三七％。ここで調査対象となったのは〝セブンス・デイ・アドベンティスト（ＳＤＡ）〟と呼ばれるひとびと。その数、約二万五〇〇〇人。キリスト教の一宗派で質素清廉のライフスタイルが特徴。カリフォルニア州に存在するこの協会は菜食を奨励していたが強制はしていない。それでも一般アメリカ人にくらべて肉食者はきわめて少ない（グラフ２）。

ＳＤＡ会員で二〇％は週に四回以上、三五％は一～三回、肉を食べていた。そして残り四五％は、まったく肉を口にしていないベジタリアン。グラフ１右側の非ベジタリアンとは、ＳＤＡメンバーで「たまに肉を口にする」ひとびとのこと。それでも肉を常食している一般のアメリカ人にくらべると心臓病死亡リスクは三分の一強。この結果は、肉をまったく食べない人（ベジタリアン）にくらべて、肉食者は八倍強も心臓病で死ぬ、という恐怖の事実を教えてくれます（一九七八年、ローランド・Ｌ・フィリップス博士、論文）。

グラフ３は、肉を食べる回数が増えるほど心臓病リスクが高まることを示します。ベジタリアンを一とする。肉食頻度が週一～二回、三～五回、六回以上と増えるにつれ、心臓病の危険率もみごとに右肩上がり。

グラフ４は、肉食するアメリカ一般人とＳＤＡ会員のガン死亡率を比較したものです。

ＳＤＡの半数は、たまに肉を口にするセミ・ベジタリアンに近いライフスタイル。それでいて、ガン全体の死亡率は一般アメリカ人の半分であることに注目してほしい。

グラフ1　セブンス・デイ・アドベンティストにおけるベジタリアンと非ベジタリアンとの死亡率の比較（同書より）

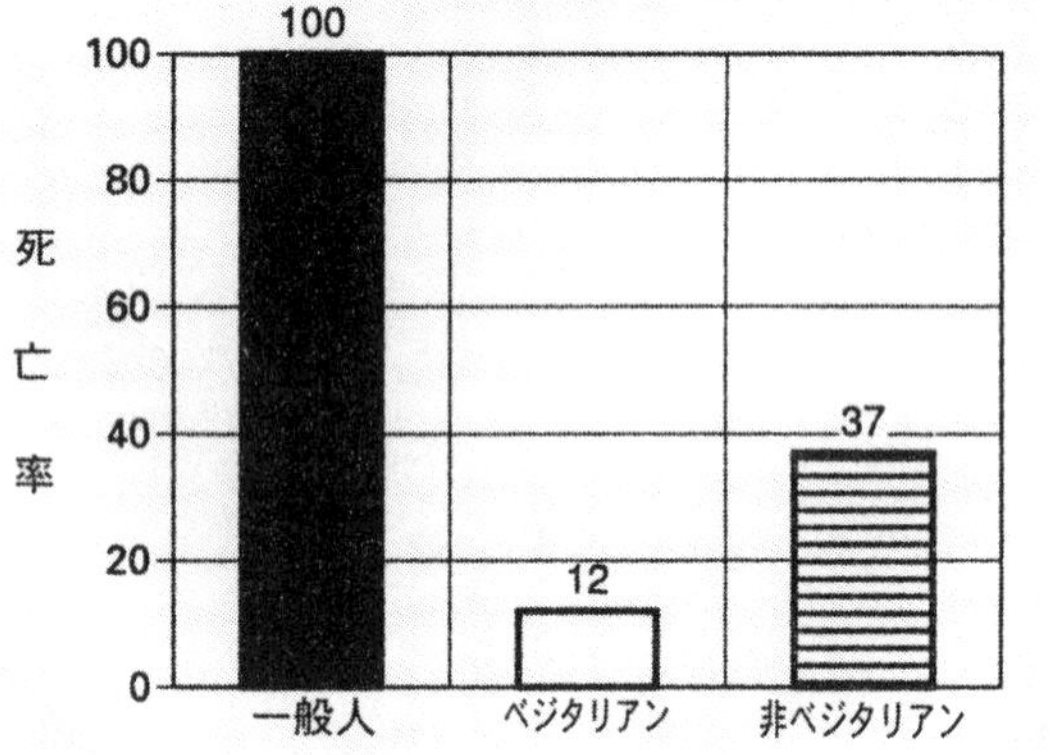

グラフ2　一般アメリカ人と比較したセブンス・デイ・アドベンティストの肉の摂取（同書より）

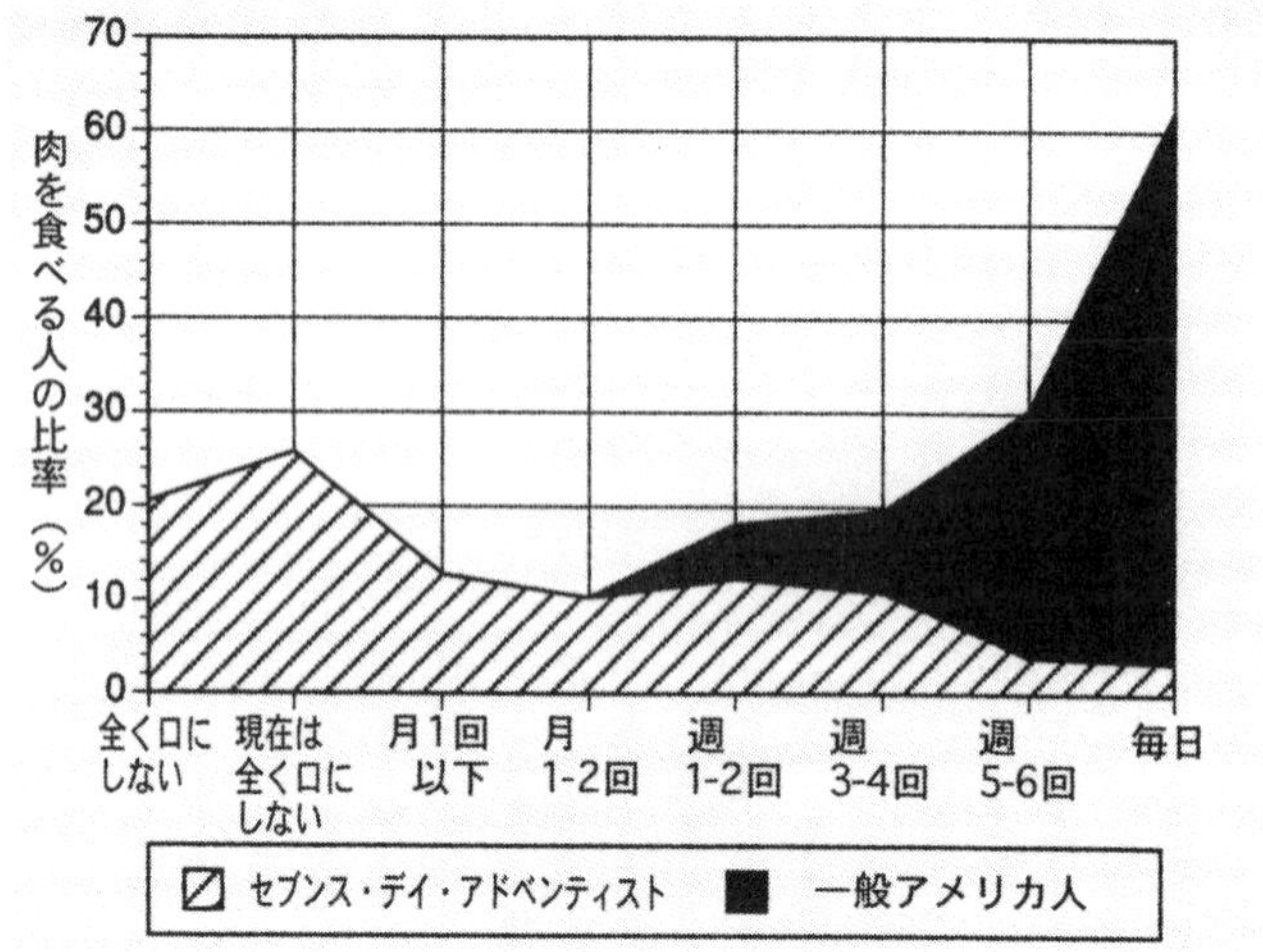

グラフ3 致命的心臓病の危険率と週間肉消費日数（男性）（同書より）

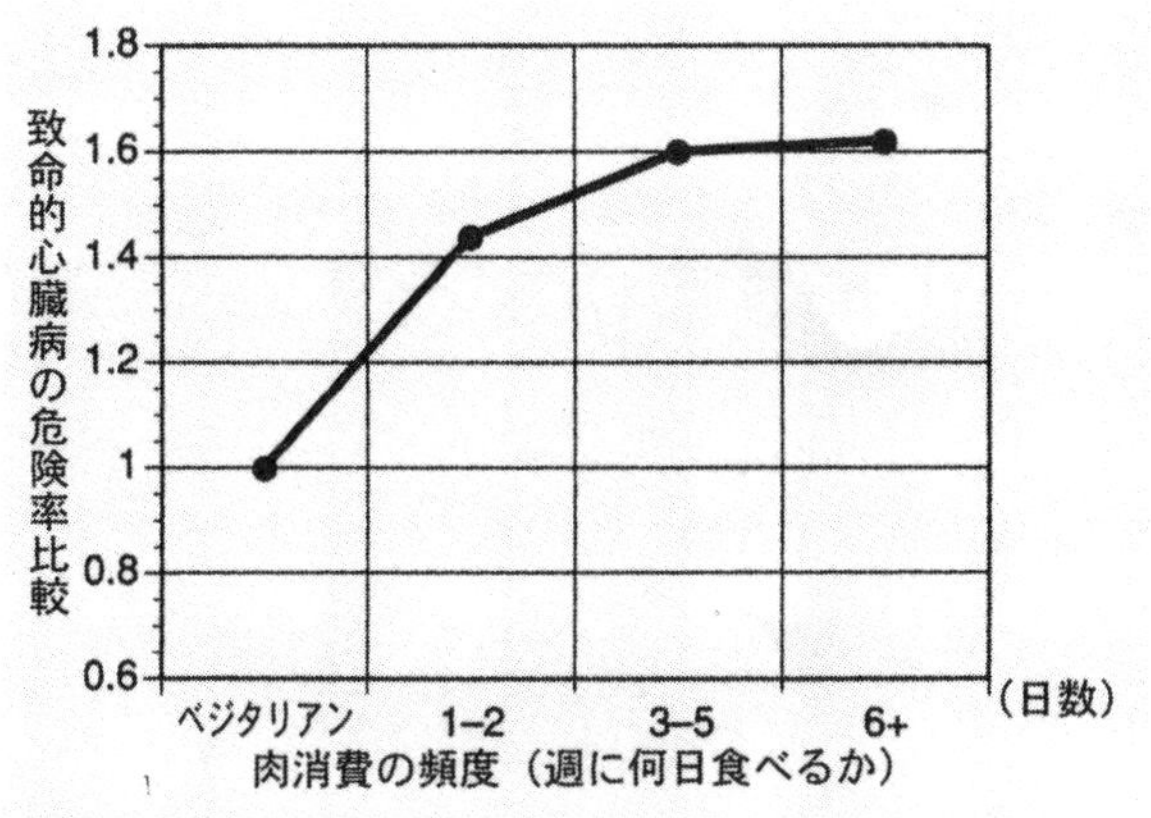

グラフ4 アメリカの一般人と比較したセブンス・デイ・アドベンティストのガンによる死亡比率（同書より）

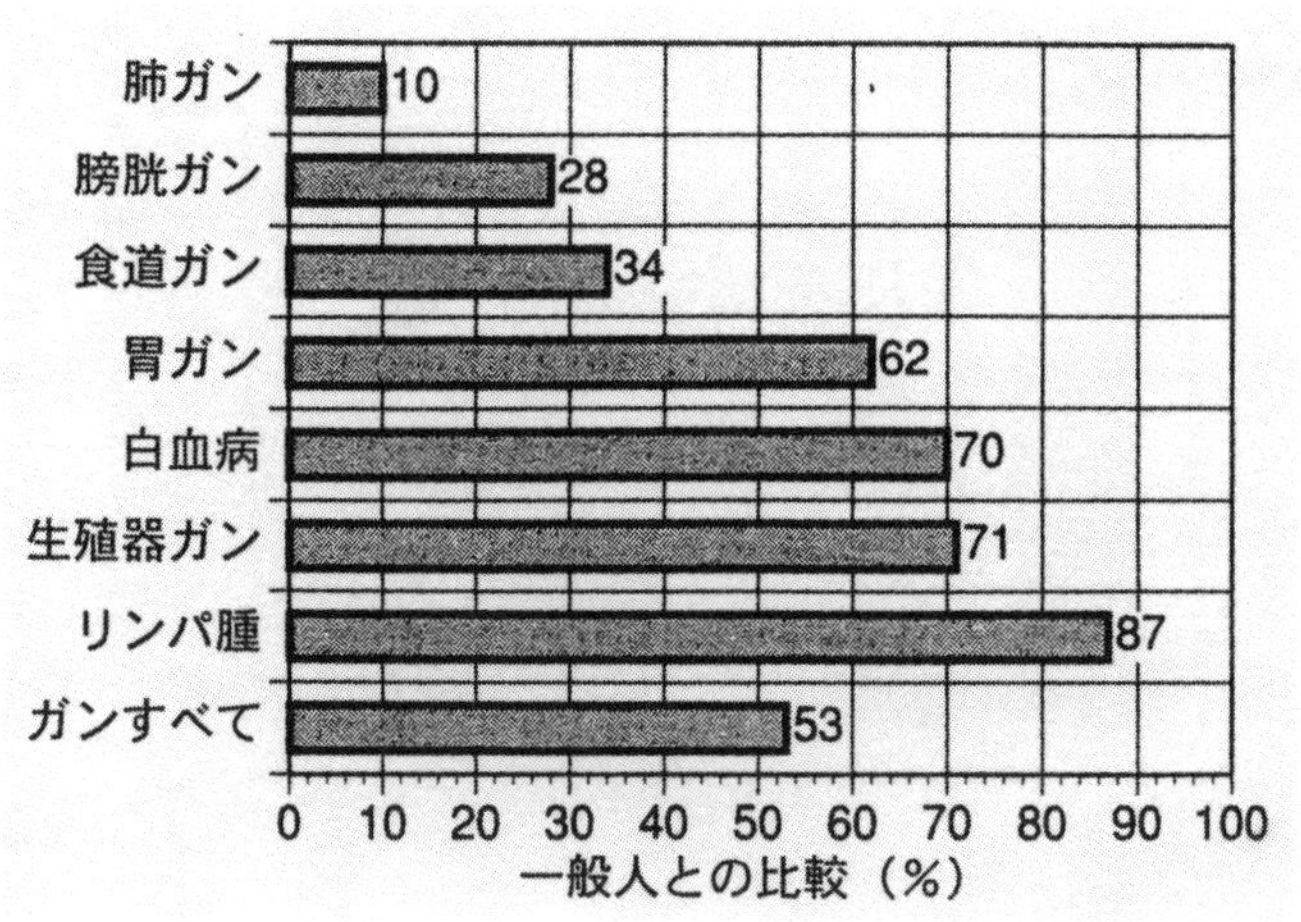

●肉を食べると四倍大腸ガンで死ぬ

グラフ5は、大腸ガンの死亡率（部位は結腸）。

これは、日本人、アメリカ移住した日本人。アメリカ生まれ日本人（日系人）。白人（アメリカ人）に分類して比較したもの。日本人は、とうぜん和食中心の食生活です。白人は肉食中心。その大腸ガン死亡率の大差に驚かれるでしょう。肉食すると和食より四倍も大腸ガンで死ぬのです。アメリカ移住した日本人も、やはり三倍も大腸ガンで死んでいます。肉食は大腸ガンの極めて高いリスクです。

グラフ6も「肉を多く食べる国民ほど多く腸ガンで死んでいる」ことを示す。一日当たりの「食肉たんぱく摂取量」と腸ガン死亡率を表したもの。日本人は一日二〇グラム弱で、死亡率は三と最低。これに対してアメリカは六〇グラム超で死亡率一二。これもグラフ5とまったく同じく日本人の四倍も腸ガンで死んでいる。

●肉好きの女性は乳ガン二〜四倍

イスラエルも食の〝近代化〟で悲劇にみまわれた国。一九四九年から一九七五年までの、約二五年間で肉の消費は四五四％（約四・五倍）と急激に増加し、悪性ガンによる死亡率も二倍となったのです。グラフ7上下は同国の「肉脂肪の摂取量」に比例してガンが増加し、二倍と

グラフ５　結腸ガンによる死亡―西洋対東洋（同書より）

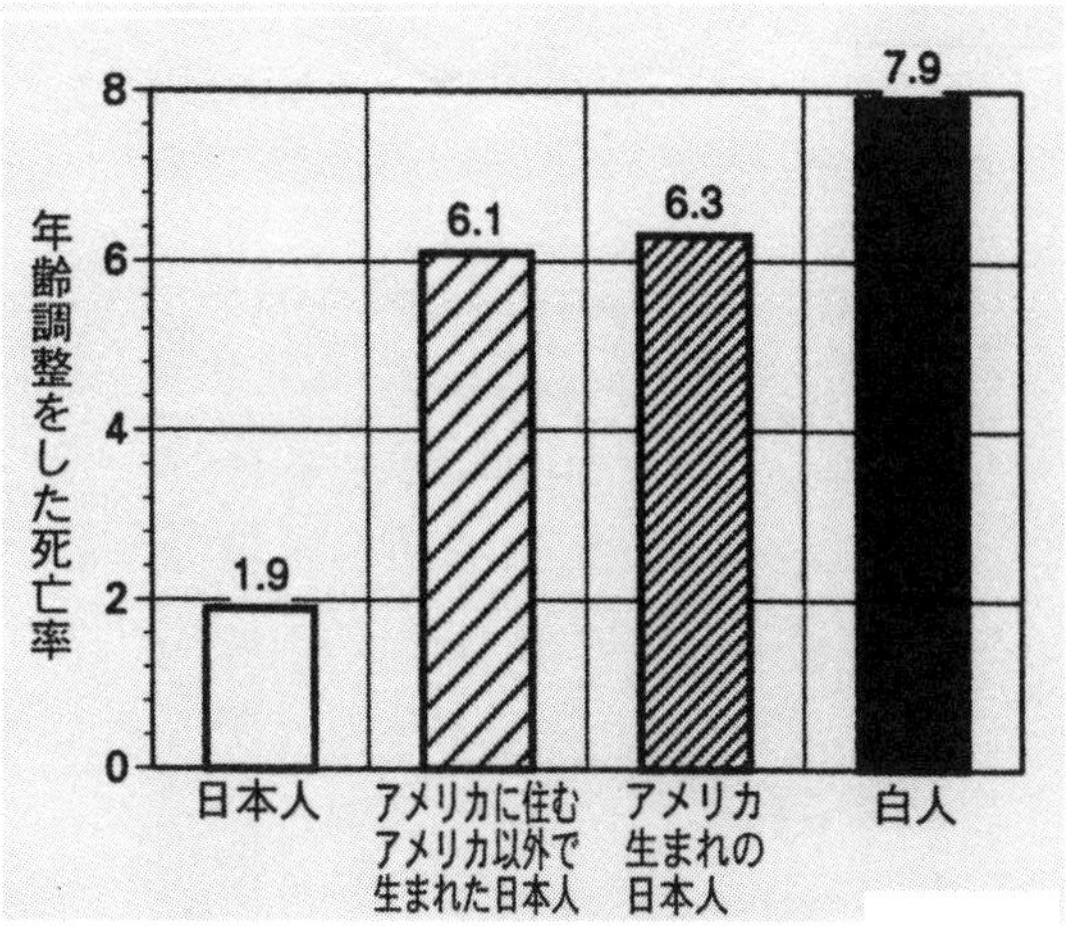

グラフ６　肉を多く食べるほどガンにかかりやすい
（同書より）

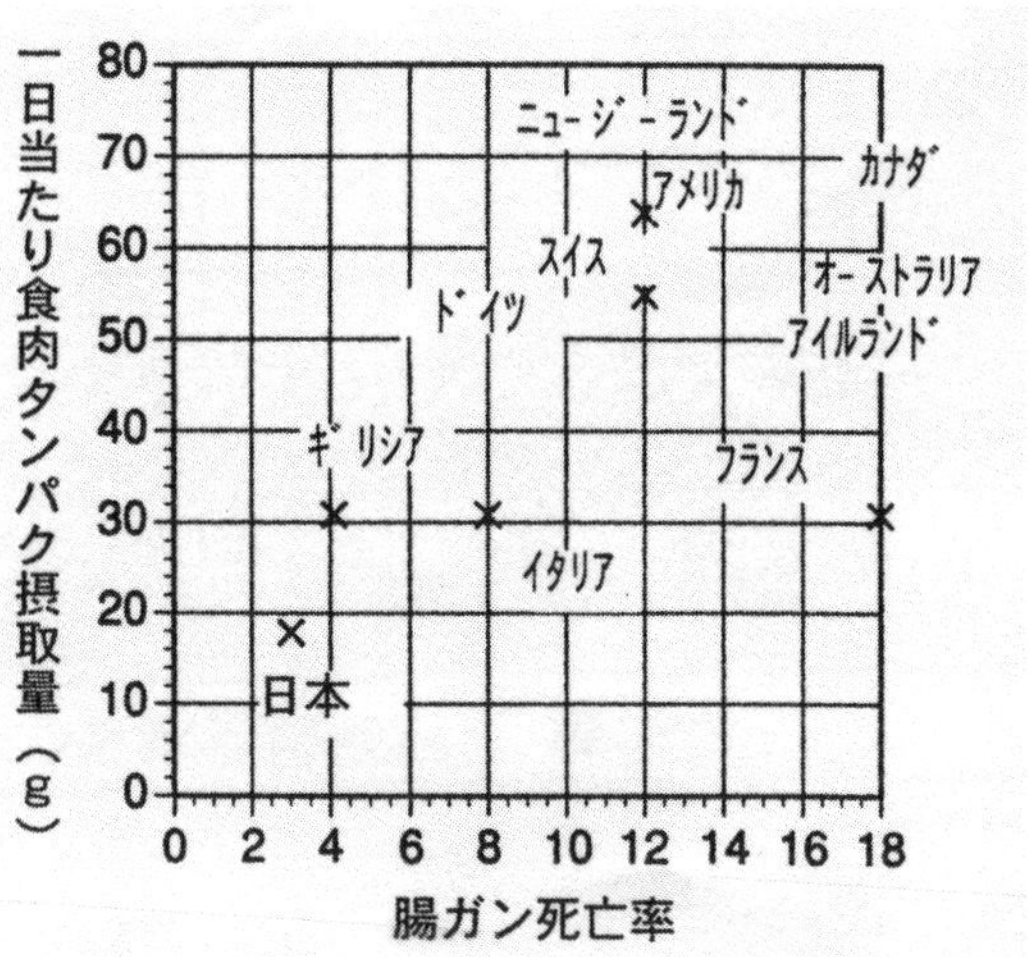

グラフ７　ガンによる死亡と食肉脂肪摂取
（同書より）

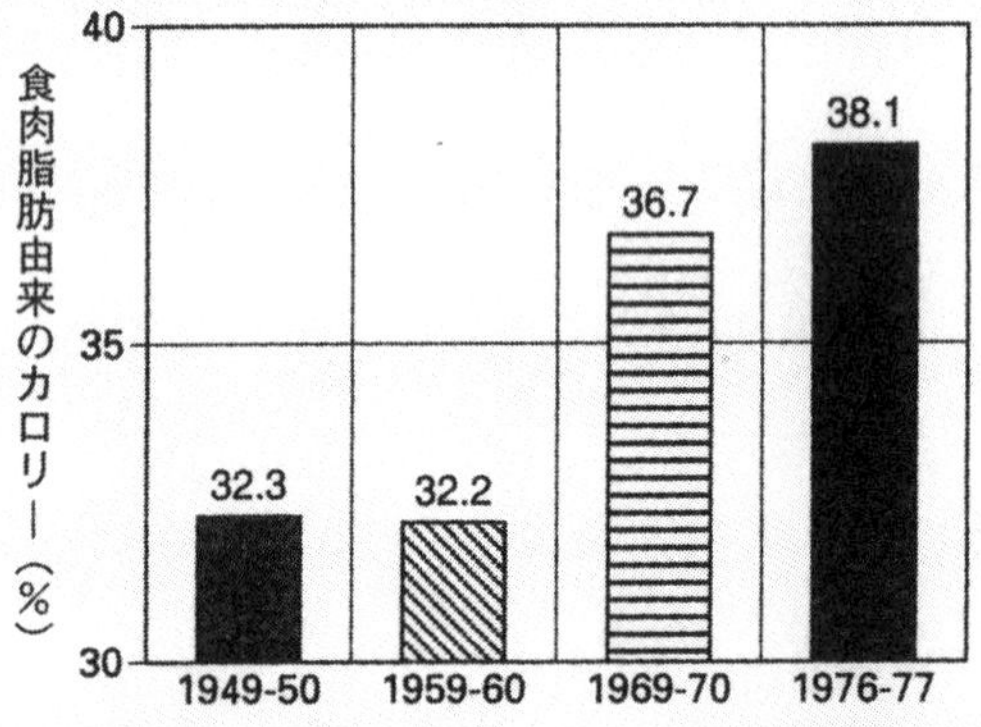

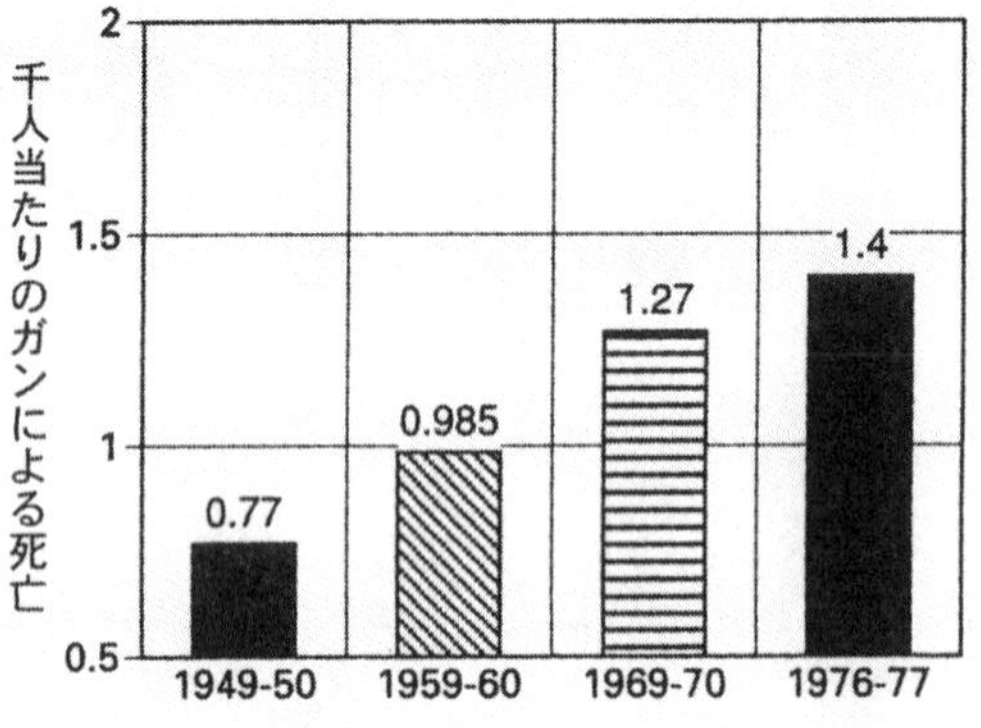

なったことが、はっきりわかります。

日本のテレビで「脂身はボクの主食デース！」と笑いをとっていた大食いタレントがいた。このグラフを見たら、あのデブタレくんも真っ青？

グラフ８は、日本女性の間でも増えている乳ガンと肉食（豚肉）との関連。「まったく食べない」ベジタリアンに比べて「週一回から毎日」食べる人は二・一六倍も乳ガンにかかっている。「週一回から月一回」と「ほとんど食べない」人でも一・七六倍。だから「たまのショウガ焼きくらいいいじゃない？」と言ってられない。

べつの調査では「ほとんど毎日肉食」の人は「非肉食」にくらべ乳ガンリスク約四倍という結果も出ている。女性たちよ、乳ガンが怖いなら肉をやめよう！

グラフ９は、乳ガンと食事内容との関連を詳しく分析したもの。左向き（白棒グラフ）が「減少要因」。右向き（黒棒グラフ）が「増加要因」。乳ガンを「減らす」作用を唯一示したのが「複合炭水化物」。わかりやすくいえば澱粉類。穀物等の主成分。「穀物を食え」という〝歯並びの教え〟と一致する。残りの動物性食品の由来成分はすべてガン促進することが一目瞭然。

●肉食った報いガン死二〜三倍増

グラフ10は「その食物を二倍にすると」直腸ガンにかかるリスクが、どう変化するかを比較した。牛肉一・七七倍、羊肉二・六一倍と、食肉は食べるほどガンリスクを高めている。しか

グラフ８　豚肉摂取と乳ガン（同書より）

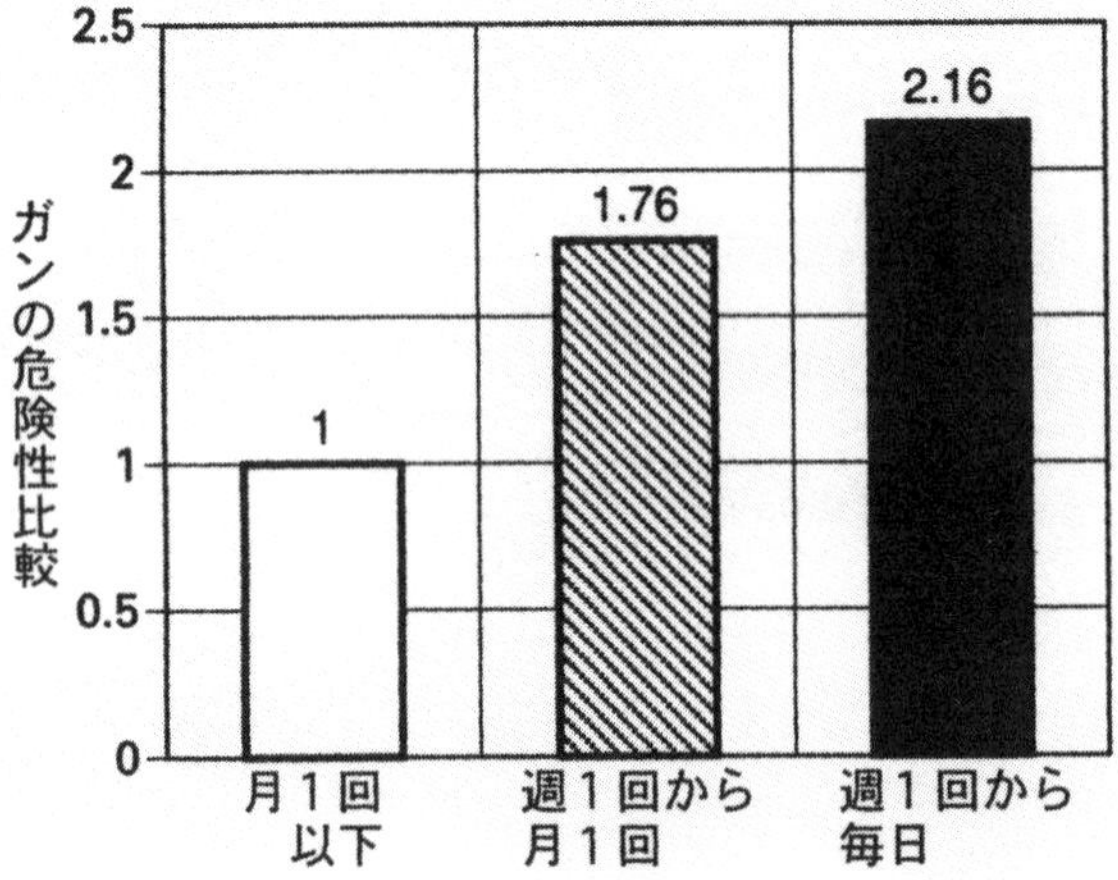

グラフ９　乳ガンと食事の関係（同書より）

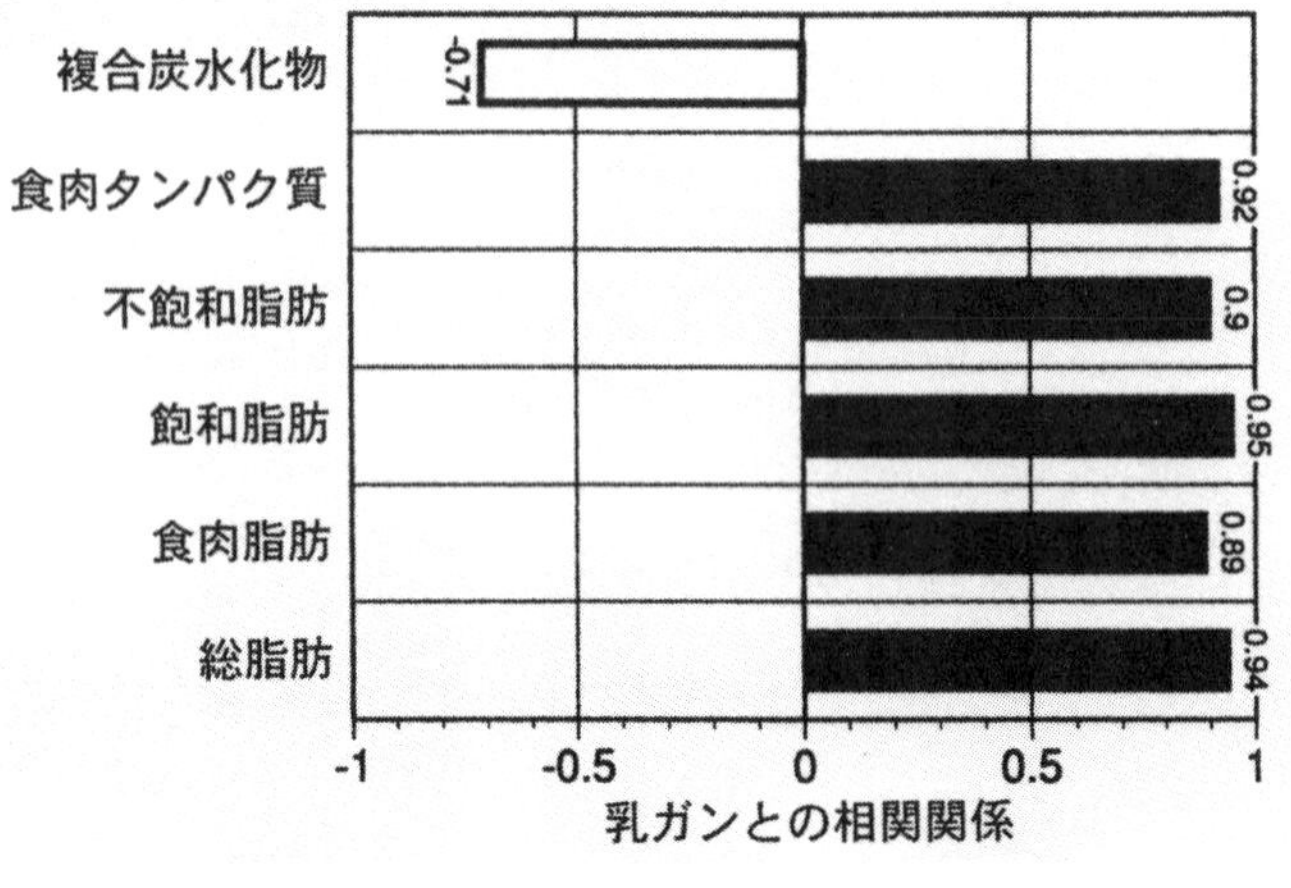

グラフ 10　食物を２倍にしたときの直腸ガンにかかる危険度（同書より）

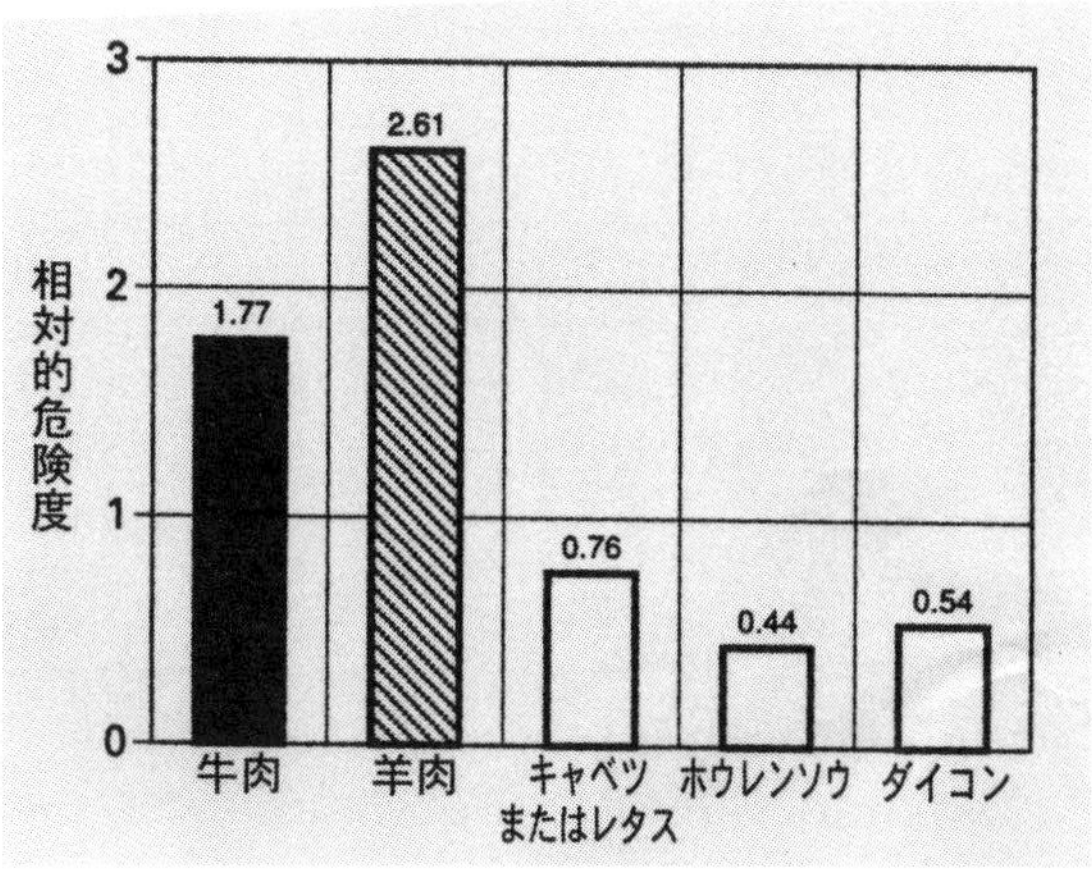

グラフ 11　危険なライフスタイル―正反対のライフスタイルを比較（同書より）

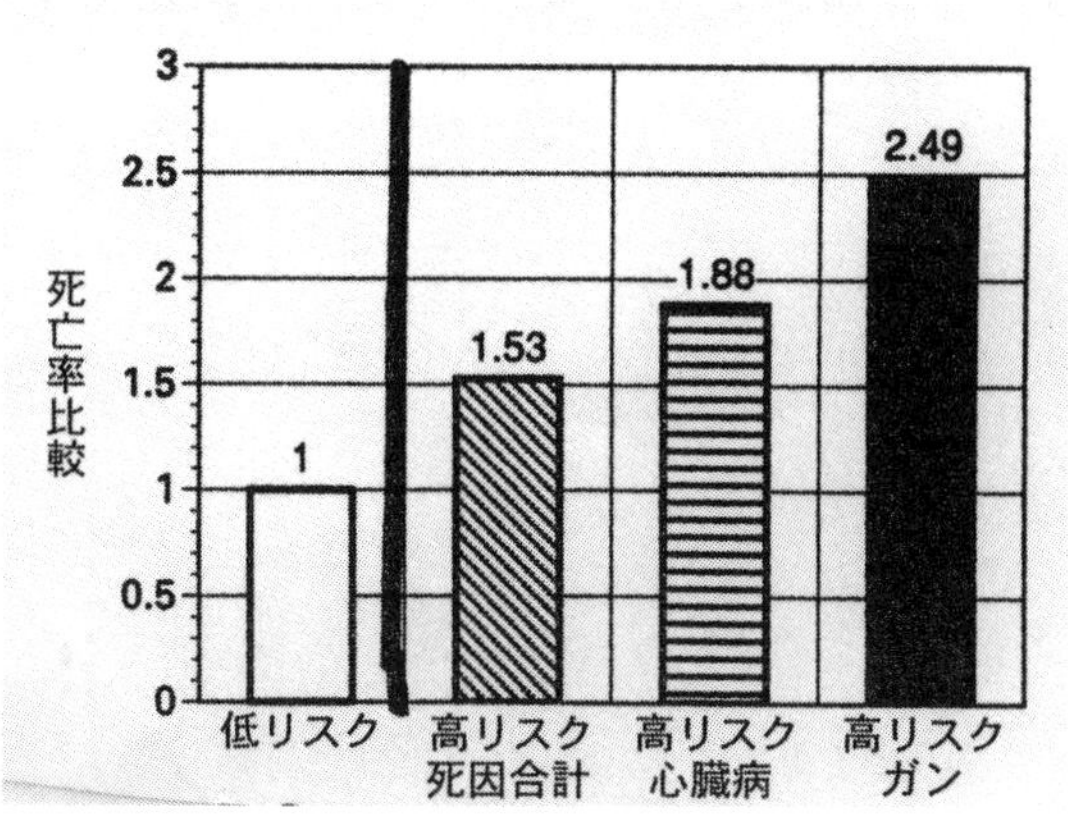

し、キャベツ、ホウレンソウ、ダイコンなど野菜類は、すべて二倍食べると逆に直腸ガンを減らすことがハッキリわかる。ホウレンソウ、ダイコンは直腸ガンを半減させており、野菜は抗ガン食品であることが改めて証明されている。

グラフ11は日本での研究。なんと一二万二〇〇〇人以上を一六年間にわたって追跡調査した気の遠くなるような調査です。

対象者は二グループに分類された。「低リスク群」(①禁煙、②禁酒、③肉嫌い、④野菜好き)と「高リスク」群(①喫煙、②飲酒、③肉好き、④野菜嫌い)。

ガン死亡率(右端)を見ると「高リスク」群は約二・四九倍もガンで死んでいる。心臓病は一・八八倍、総死因一・五三倍……。あなたは、これでも「高リスク」ライフスタイルを続けますか?

●糖尿病死三・八倍! 怖けりゃ肉やめろ

糖尿病も日本では年々、増加している。原因は、はっきりしています。それは美食と飽食。そのなかでも肉大好き人間は、糖尿病死亡リスクが三・八倍にもたっします。

グラフ12は、糖尿病死亡率をベジタリアンを一として比較したもの。一週間に肉を何回食べるかで死亡率を弾き出したところ「六日以上」とほぼ毎日食べる人の死亡率が抜きんでて三・八もの高率にたっしています。

グラフ12　糖尿病による死亡と肉食頻度との関係
（同書より）

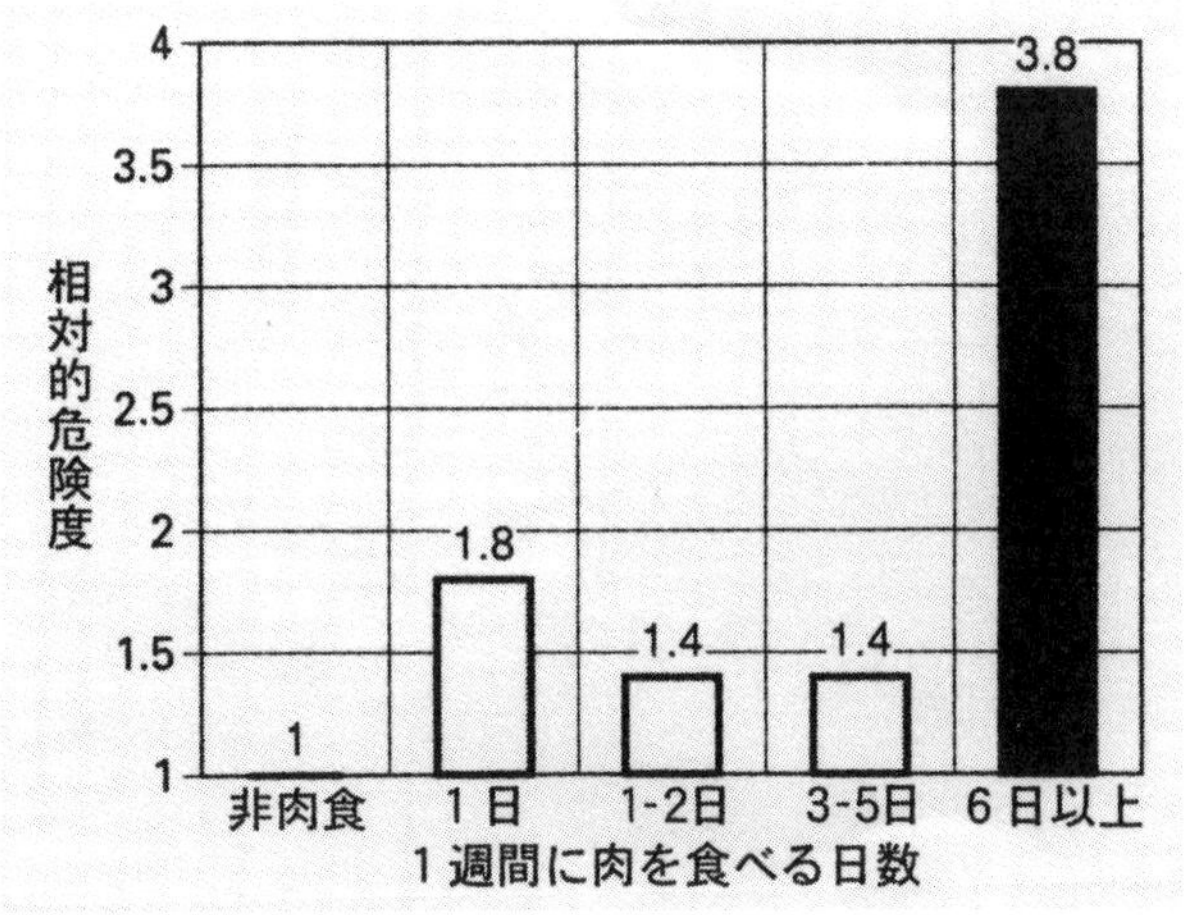

心臓病、ガンと同じく、糖尿病でも肉食は大きな危険因子なのです。はやくいえば「糖尿怖けりゃ、肉やめろ」ということです。

　では、もうひとつ。高齢者の関心のタネが高血圧。厚労省の〝メタボ健診の陰謀〟で二〇〇八年度から高血圧症の定義がガラリかわりました。それまで最高血圧一八〇を高血圧症と呼んでいたものが一七〇……一四〇と不自然に下げられ、メタボ健診では一三〇までも高血圧とされてしまいました。これは「ハードルを下げれば高血圧患者を増やせる」という実に分かりやすい〝陰謀〟です。かくして、七〇歳以上で降圧剤を毎日飲まされている人は半数にのぼります。クスリの売上増を狙った露骨なメタボの陰謀。それに怒らぬマスコミ、国民……不思議な国です。

●血圧を下げるには「肉をやめる」

さて、高血圧を下げるベストの方法はなんでしょう？

それは「肉をやめる」ことです。

グラフ13は「肉食する人と比較したベジタリアンの血圧」です。一目瞭然でしょう。ベジタリアンは三〇代から七〇代後半まで、ほぼ血圧は一定しています。これに対して肉食をする人の血圧は、年齢とともに右肩あがりです。これは、肉食によって血管壁にコレステロールなどが沈着するなど、動脈硬化が進行するからです。つまり肉を食べると血管が硬くなる。すると血圧も高くなる……というリクツです。

これにたいして、ベジタリアンは高齢者になると、ぎゃくに血圧は若年期と同じくらいに低目になっています。つまり、高血圧を改善するには「肉をやめる」のがベストなのです。降圧剤を飲みながら、肉をたらふく食う。これでは、焼けてる家に水とガソリン交互にまいているようなものです。グラフ14は「イギリスにおける肉食者と非肉食者の血圧比較」です。その平均値はベジタリアン食が高血圧を防ぐことを立証しています。

いっぽうでお年寄りの二人に一人が飲まされている降圧剤は、認知症、インポテンツ、ガン、心臓病……など恐ろしい副作用が待っています。生体に必要な血圧をクスリの〝毒〟作用で強引に下げるのです。脳への血流が減れば認知症、臓器の末梢に血液が行かないとガンが発生してきます。また、弱い器官から衰弱していきます。たとえば、遺伝的に耳が弱いと降圧剤の副

グラフ 13 肉食する人と比較したベジタリアンの血圧（同書より）

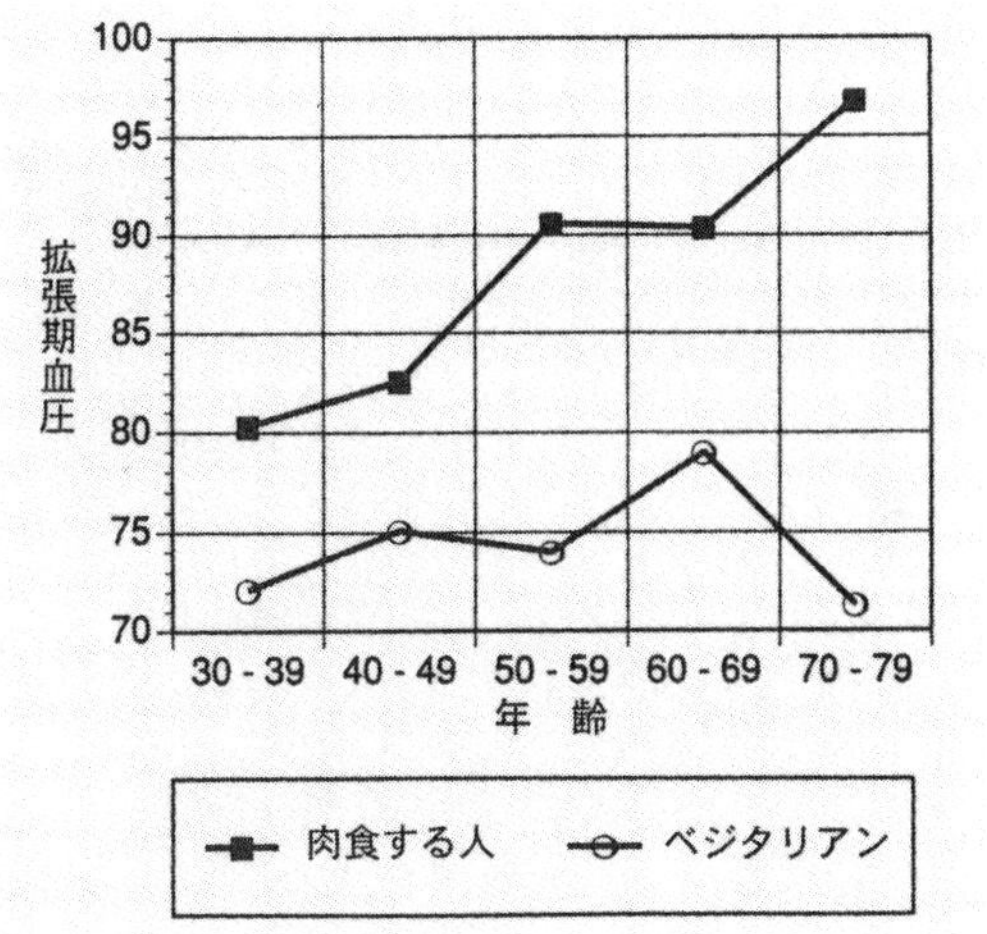

グラフ 14 イギリスにおける肉食者と非肉食者の平均血圧比較（同書より）

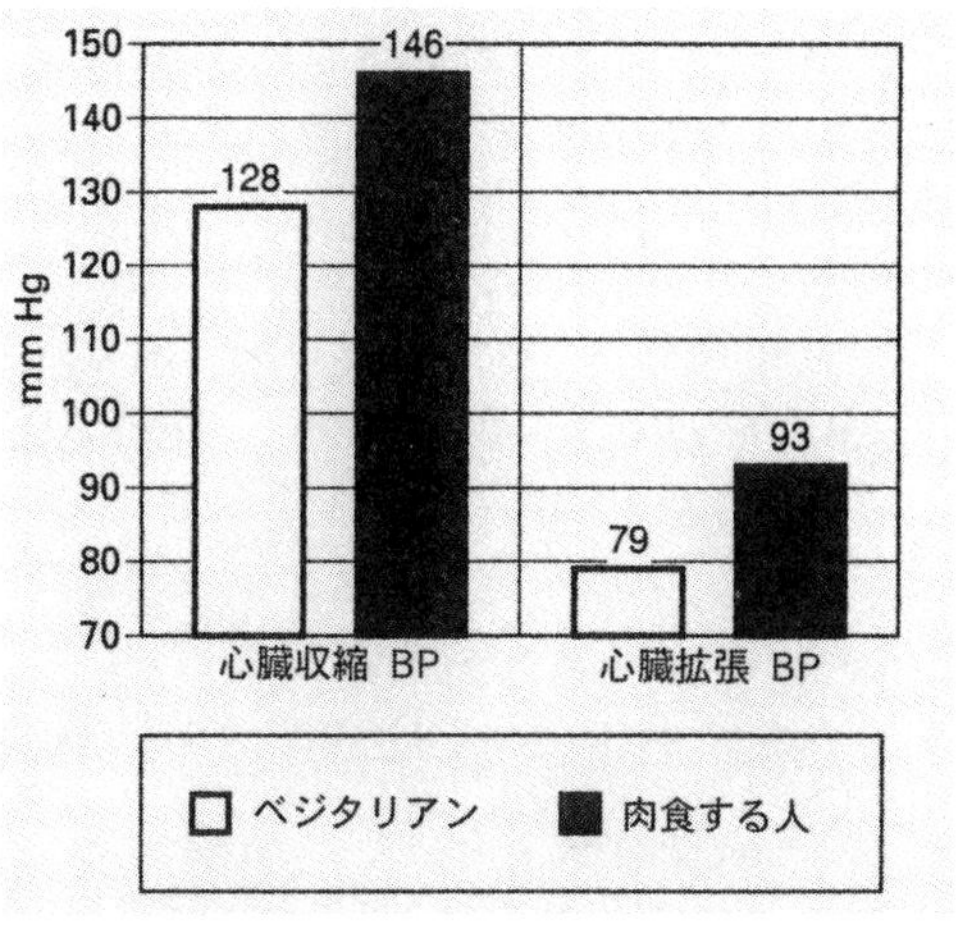

作用で難聴になるわけです。

●栄養と健康、中国《チャイナ》リポートの衝撃

この本は、全世界からの菜食効用についての最新リポートを満載している。ピーター・コックスの「論争に打ち勝つには客観的学術データしかない」という思想が裏打ちされている。この一冊を目の前に出されたら、ベジタリズムに懐疑的な人も白旗をあげるしかない。

中国《チャイナ》リポート：この研究は実に壮大。一九八三年以来、中国全土の中国人六五〇〇人について食事とライフスタイルを克明に調査。三六七項目の詳細な検討を加えている。中間報告書だけで九二〇ページ。その中でも栄養と健康に関して、衝撃的事実が次々にあきらかになっている。

▼低たんぱく食：平均的な西洋の食事は、たんぱく質の七〇%が牛、豚など陸上動物に由来する。これに対して、一般の中国人が食べている食事では、たったの七%である。一〇分の一しか、これら動物性たんぱくをとっていない。そして、中国人はガン、心臓病、脳卒中、糖尿病などの致死的病気には、ほとんどかからない。

ところが、裕福な中国人は西洋人と同じように動物たんぱくを食べている。その富裕層のかれらは、心臓病、ガン、糖尿病に非常な高率でかかっている。成金の彼らは肉、牛乳、卵など動物性食品を食べるほど〝リッチ〟と錯覚しているのだ(貧しき者は幸いなるかな……!)。

▼スリムの謎:中国人は西洋人よりもカロリーを二〇%も多くとっている。よって、中国人のほうが太っているはず。なのに、じっさいは西洋人のほうが二五%も太っている!

その謎は中国人の食スタイルにあった。まず、中国人の脂肪摂取量は西洋人の三分の一。そして炭水化物は二倍。さらに、多種多様な食材をバランスよく食べている。西洋食より、このような中国食のほうが格段に優れている。それは、かれらのスリムな体型、健康が物語っている。

▼ガイドライン:現代の欧米の食事ガイドラインは「食事中の脂肪を全カロリーの三分の一以下にすべき」と指導している。ところが「中国での研究は心臓病やガンの予防のためには一〇~一五%以下にすべき」としている。つまり、欧米食の基準ではガン、心臓病を防げず、脂肪量は、その三分の一から二分の一が適正なのだ。

▼牛乳と骨粗そう症:中国リポートは「骨粗そう症予防に牛乳を飲む必要なし」と断定。多くの中国人はこれら酪農製品を食べず、カルシウムを野菜から得ている。中国人は西洋人の半分しかカルシウムをとっていない。しかし、骨粗そう症は見当たらない。

ぎゃくに牛乳の大量消費が骨粗そう症の犯人という皮肉な現実もわかってきた。「骨粗そう症の発生は、カルシウム摂取が非常に多く、しかも、それらをたんぱく質豊富な、牛乳などの酪農製品からとっている地域に生じる傾向がある」(コリンズ・キャンベル博士:コーネル大

学・栄養生化学）

▼肉食と貧血予防：「貧血患者は血が足りないから肉やレバーを食べなさい」。いっとき、こうすすめる医者がたくさんいた。ところが、この中国リポートは「肉食は貧血予防には不必要」と断定している。「貧血症ではない中国の平均的な成人は、鉄分をアメリカ人の二倍とっているが、大部分は植物から得ている」（同リポート）

――このリポートで、それまで正しいと信じられてきた西洋栄養学の〝常識〟は、ことごとく否定されたのです。

……そして、結論は？

「われわれ人類は、基本的にもともとベジタリアン種である」とキャンベル博士（前出）は明言する。「われわれは、植物食品を広く多種にわたって食べるべきである。そして家畜の肉類の食事は最小限にすべきだ」。

●闇に葬られた衝撃中国リポート

ここでピーター・コックスは、ひとつの問いを投げかける。

「読者の心の中に生じる疑問は、次のようなことだろう。

『ところで、この（中国の）研究成果は、その後どうなったのだろう？』

『生命を救うともいうべき、これらの情報が、一般市民にもたらされなければならないのは確かである。しかし、悲劇的なことにそうはならない。そのかわり、これらの成果は、捨てられ、無視され、あるいは忘れ去られることが多い」

ここには彼の苦い、やりきれない怒りがあります。

世界レベルで、マスメディアも教育も国家でさえも、巨大メジャーが暗に支配している。世界の食肉産業は、そのメジャー系譜に連なる。そのことはすでに述べた。

「読者がいま目にした（中国リポートなど）証拠の数字が消し去られると、それで救われる産業が確かに存在する」（コックス）

〃かれら〃は優秀なPRマンを抱えている（日本でいえば㈱電通）。コックスは皮肉をこめて断言する。

「『肉を食べないひとは、月光の光の毒に当たって死ぬだろう』と記者会見で語る医者を探し出してほしければ、かれらは必ず探し出す。むろん、そのためには地球を半周しないといけないかもしれない。が、予算が十分にあれば必ず達成されるだろう」

●抱え込まれた有名栄養学者

ピーター・コックスは食品業界の手の内を知っている。

〃かれら〃は、世界的な栄養学者ダレック・ミラー氏の〃獲得〃に成功した。ミラー氏は政府や国連など重要機関のアドバイザーを勤める著名人だ。

「彼は食肉の全権を任された！」。業界紙〝ミート・トレード・ジャーナル〟は誇らしげな声明をぶち上げた。「それは食肉振興団体が彼とアドバイザー契約を結んだからではない。彼がその〝食材〟を愛しているからだ」。

「勝利宣言！」。さらに同紙は第一ページに大見出しを躍《おど》らせた。「栄養学トップが、健康食品運動を叩き潰すために、食肉振興機関に助力する」。話はこう続く。「世界的有名な栄養学者の一人が健康食運動にケリをつけることになった」。

つまり、ミラー氏の仕事は「健康食運動を叩きつぶす」ことだったのだ。

同紙は、この世界的栄養学者の信念を、こう伝える。

「……肉は体に良いだけではなく、それなしに生きるのは不可能である……と、彼は信じている」。ミラー氏も言う。「彼ら（ベジタリアン）の栄養学的主張は馬鹿げている」。

コックスは呆れ果てる。「専門知識のあるミラー氏は、今まであなた方が目にしてきたものと同様の研究を間違いなく知っている。世界中の何百万というベジタリアンが、肉を食べている人たちより、健康でいることを彼は知っていなければならない。したがって、われわれの出す結論はただ一つ。それは嘘である。それは、いまだかってなかった不道徳な嘘である」。

●メディアも「食」マフィアが支配

このようにピーター・コックスらのベジタリアン運動は世界の食品産業には脅威である。アメリカでベジタリズムを広げるハワード・ライマンもしかり。この元大牧場主は菜食主義に転身したため食肉産業から訴えられている。女性司会者オプラ・ウィンフリーの人気ラジオ番組で「牛の死体が肉骨粉になって牛の餌になっている」と正直に真実を語っただけで、訴えられたのである。その提訴理由が笑える。「食品の名誉を中傷した」とは！　ライマンは著書で「この自由の国では、真実を言っただけで訴えられるのである」と皮肉をこめて記している。ちなみに人気司会者のオプラも「まぁ……もうハンバーガーは食べられないわ」とつぶやいただけで、やはり食肉業界から莫大な損害賠償の裁判を起こされた。〝かれら〟には人類の「食」を支配するフード・マフィアの称号がふさわしい。

以上、述べてきた真実にあなたはビックリしているはずだ。「初めて知った。テレビや新聞では、まったくそんなこと伝えてないものネ……」。そのとおり。日本のメディアもまたマフィアに完璧に支配されている。だから、あなたは、この一冊『ぼくが肉を食べないわけ』を座右に置いておく必要がある。

第6章

『新・抗がん剤の副作用がわかる本』（三省堂）

近藤誠（慶応大学医学部放射線科講師）著
定価一八〇〇円＋税

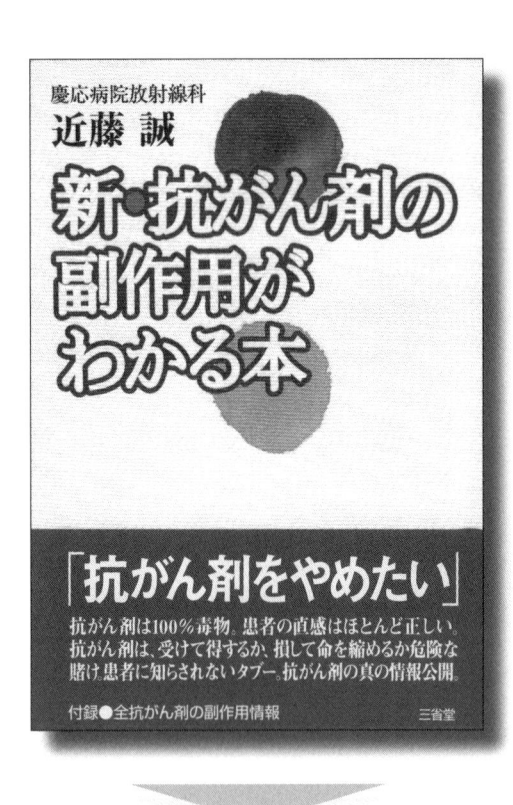

医者の言葉にだまされない！“いのちのガイドブック”

●一九九四年初版を手に驚愕《きょうがく》する

近藤誠氏の前著『抗がん剤の副作用がわかる本』が出版されたのは一九九四年のこと。わたしは出版直後に、その一冊を手にとって棍棒でアタマを殴られたように驚愕《きょうがく》しました。本を持つ手が震えたほどです。それほど、衝撃的な事実に満たされた本でした。

この一冊は、悪魔的な抗ガン剤の利権構造を現場の一人の医者が完膚なきまでに告発した歴史的な書物です。

すでに一五年も前に、目のくらむ巨大医療利権に真っ向から斬りむすんだ勇気ある医師がいたのです。それは近藤誠医師。慶応大学医学部の放射線科に勤務しながら、彼が知り得た内部情報を徹底的に暴いて、世に問うたのが、この一冊なのです。

この一冊こそ、私が『抗ガン剤で殺される』（花伝社）を書くきっかけとなったのです。約一五年前、抗ガン剤の地獄をこの本で知った私は、ガン治療という名の〝悪魔の饗宴《きょうえん》〟を追及しなければならない、という責務を感じていました。

●日本は黙殺「米ガン戦争」敗北宣言

一九八五年、米国立ガン研究所（ＮＣＩ）のデヴュタ所長がアメリカ議会で「ガンの化学療法は無力だった！」と衝撃の証言を行います。つまり「抗ガン剤を投与して、一時的な一部のガン患者の腫瘍が縮んでも、ガン細胞は自らの反抗ガン剤遺伝子（ＡＤＧ）を変化させ、抗ガン剤の毒性に耐性を獲得、それを無力化する」。このデヴュタ証言は抗ガン剤の「有害無益性」を立証する決定的な出来事でした。しかし、日本のマスコミは一行一字、この歴史的証言を「報道」しませんでした。さらに八八年、NCIは『ガンの病因学』という膨大な報告書を発表。そこで「抗ガン剤は強烈な発ガン物質であり、投与することで患者に新たなガンを発生させる」と衝撃事実を認めた。しかし、これも日本のマスコミは黙殺。さらに九〇年、米議会ガン問題調査委員会（OTA）は「抗ガン剤、放射線、手術の〝ガン三大療法〟は、代替療法にくらべて無力である」と、それまで主流だった通常療法を徹底的に批判、否定しました。

これは、七〇年、ニクソン大統領が「アメリカはガン戦争に打ち勝つ！」とぶち上げた「対ガン戦争」の〝敗北宣言〟となったのです。しかし、この歴史的事実も日本のマスコミは一字も報道せず、完全に握りつぶした。

●さらに悪化しているガン治療腐敗

そうして、わたしはいっぽうで毎年、日本で亡くなっているガン患者の約八割がガンで死んでいるのではなく、ガン治療で〝殺されている〟という事実を知りました。

ここにおいてガン治療の暗黒を告発する一冊『抗ガン剤で殺される』の取材・準備に着手しました。そのとき、まさにこの『新・抗がん剤の副作用がわかる本』が発刊された。

すぐに取材の電話を入れた。近藤医師は開口一番「この本のどこを引用していただいてもけっこうです」とキッパリ。「一〇年前に初版を読んで驚愕《きょうがく》しました」と感想を述べると、苦笑まじりで「いまも、まったく当時と変わっていませんよ」と淡々。この衝撃の内部告発書にもかかわらず、ガン治療現場の腐敗はまったく改善されていない、とは……。

「むしろ、悪くなっています」と、いう。安保先生同様、巨大な医療利権に一人立ち向かった近藤医師。その身辺が心配になって聞いてみた。

「医学界からの圧力、嫌がらせなどありませんか？」

これに対して「いまは、何もないですよ。もう諦めてるんでしょう」と苦笑い。

●国家がガンマフィアの中枢司令部

近藤医師は、抗ガン剤は「細胞毒」、つまり生命を〝殺すための薬〟と断言する。
「……肺ガン、胃ガンのような固形腫瘍のばあいにも、抗ガン剤をやり続けていけば、けっきょく最後は抗ガン剤の副作用で死ぬ」（近藤医師）
なぜ、そのような悪魔的な〝虐殺〟が平然と医療現場であたりまえのように行われているのか？
「『ガン産業』という本があります。（産業……!?　ビジネスですね）そうです。医者たちと製薬業界と国が築き上げたビジネスです。その中枢に国がいる」（近藤医師）
国家（厚労省）がガンマフィアの中枢司令本部なのだ。〝かれら〟が自らを取り締まるはずがない。

●抗ガン剤〇・一グラム七万円なり！

現在、国民医療費の総額は約三三兆円と目のくらむ巨費。いっぽう、いまや二人に一人がガンと診断される時代。よって、少なくとも一五兆円はガン関連利権と推定できる。国防費のなんと三倍……！　この膨大な甘い利権にガンマフィアたちが群がる。その利益配分などの采配を振るっているのが国家（厚労省）なのだ。わかりやすくいえば厚労族の政治屋、官僚たち……。最新抗ガン剤は〇・一グラムが七万円という。よって一ccガン患者に注射するだけで、七〇万円もの売上があがる。注射器一本ぶん、わずか一〇ccで七〇〇万円……！　タダの猛毒物質が「抗ガン剤」のラベルを貼っただけでダイヤモンド並みの価値に一変する。製薬メーカーにはこたえられない現代の錬金術だ。

かれらは製薬業界では〝ポイズン・ハンター〟と呼ばれている。つまり世界中の〝毒〟を探し求める連中だ。猛毒物質をガン患者に投与すれば、患者もガンも、その猛毒に疲弊し萎縮する場合がある。一〇人に一人くらいガン腫瘍が抗ガン剤の猛毒に反応して縮む。すると、医学界はこれを〝効いた〟と判定し、なんと医薬品に認可するのだ。

●悪魔の『抗がん剤治験双六（すごろく）』

たんなる戦慄の猛毒物を「抗ガン剤」という〝クスリ〟に認可する手口。それは『新・抗がん剤の副作用がわかる本』の表紙、裏表紙の見開きに計四頁にわたってイラストで活写されている。絵筆を振るったのが、私が敬愛してやまない反骨絵師の貝原浩さん。名づけて『抗がん剤治験双六(すごろく)』。その描き出しは「チケンにはキケンがいっぱい」。ユーモアと皮肉がきいているが、この双六(すごろく)をたどっているうちに、背筋が寒くなっていく。まさに、この告発本のハイライト……!(近藤医師に引用許可を得たので、一部を紹介する)

まず、〝ポイズン・ハンター〟たちが世界中から集めてきた猛毒物質のなかから、抗ガン剤候補を選抜する。そして――

①新薬X発見:「できた!この毒物は使えそうだ。果たして人間を死なせずに、ガンだけ殺せるかなぁ。シコリが消えれば莫大な儲けだ」

②動物実験(=非臨床試験):「とりあえずの患者役は動物たち。イヌ・サル・ウサギ・ラット・マウス・モルモットなどなどで、とんでもない毒性がないか調べる」

③権威(ボス)に協力依頼:「うーん、よそからも頼まれているからね〜。あれ、これ、それと順番にならんとね」(ボス)「そこをなんとか」(メーカー)

④必要な「症例」を集める:はやくいえば人間モルモットを掻き集める。「君んとこは、何

抗がん剤治験双六
（日本版）
チケンにはキケンがいっぱい
作Ⓐ
画Ⓚ
（1994年製作）

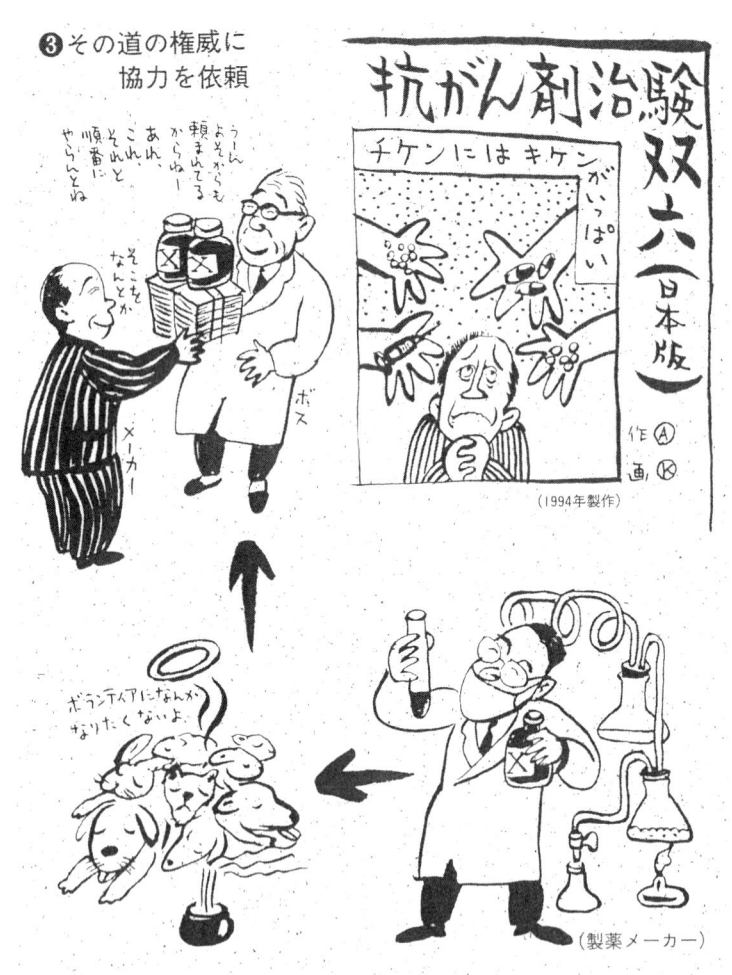

❸その道の権威に
協力を依頼

うーん よそからも 頼まれてる からねー
あれ、これ、それと 順番に やらんとね
そこを なんとか
ボス
メーカー

ボランティアになんか なりたくないよ。

（製薬メーカー）

❷動物実験＝非臨床試験

とりあえずの毒見役は動物たち。
イヌ・サル・ウサギ・ラット・
マウス・モルモットなどなどで、
とんでもない毒性がないか調べる。

❶新薬X発見！

できた！　この毒物は使えそうだ。
果たして人間を死なせずに
がんだけ殺せるかなぁ…。
しこりさえ縮めば莫大なもうけだ。

❹必要な「症例」を集める

君んとこは何人用意できるかね？
えーと¥+¥+…
3×¥
○×病院
凸凹病院

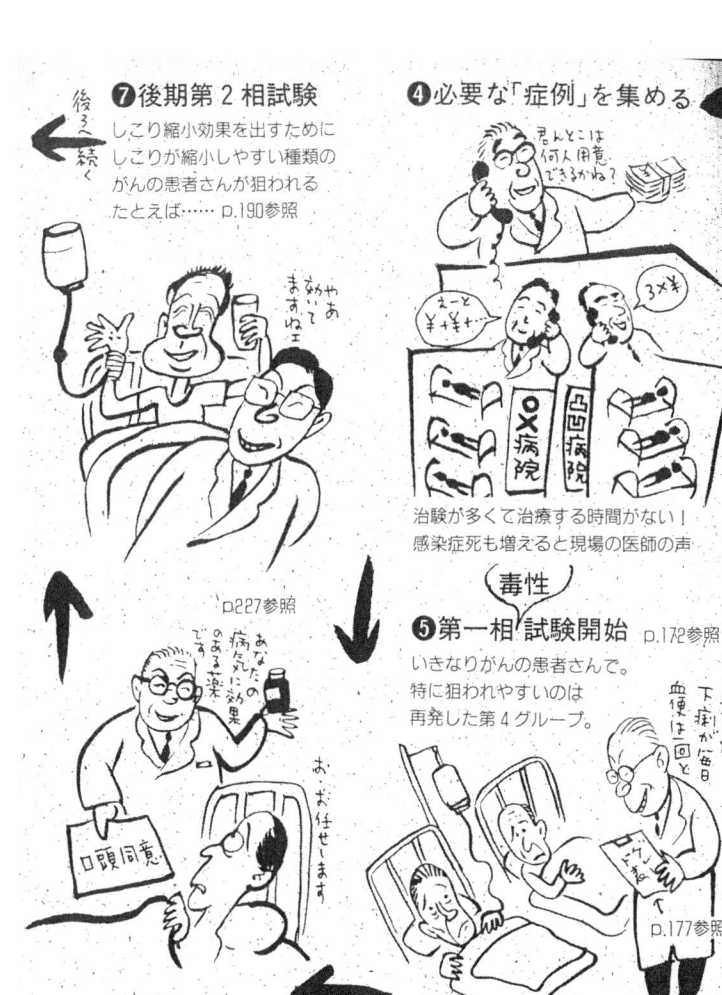

治験が多くて治療する時間がない！
感染症死も増えると現場の医師の声

❺第一相（毒性）試験開始 p.172参照

いきなりがんの患者さんで。
特に狙われやすいのは
再発した第4グループ。

えーと
下痢が毎日
血便は二回と
p.177参照

死ぬ患者さんが出るあたりまで
段階的に薬を増量して「危険な量」
の当たりをつける。治療目的はない。
条件●毒性を観察する期間＝あと
1か月！は生きていそうな患者さん

❻前期第2相試験 やっぱり毒性試験

p.227参照

あなたの病気に効果のある薬です
お・お任せします
口頭同意

当たりのついた「危険な量」
で本当に大丈夫か、もっと（どのがんでしこりが縮むか）
多くのいろいろながんの
患者さんで試す。p.180参照

❼後期第2相試験

後ろへ続く

しこり縮小効果を出すために
しこりが縮小しやすい種類の
がんの患者さんが狙われる
たとえば…… p.190参照

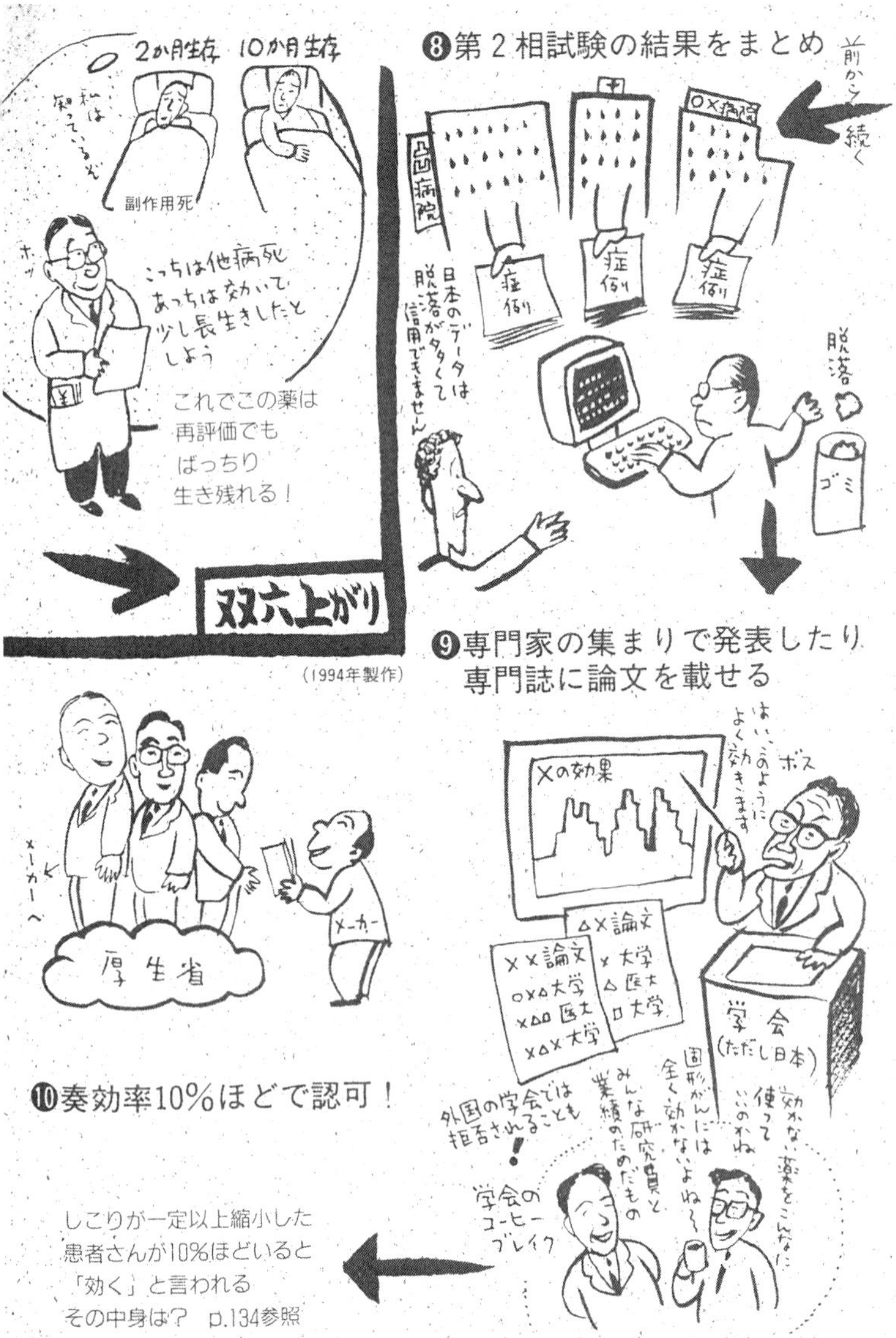

2か月生存　10か月生存
私は知っているぞ
副作用死
ホッ
こっちは他病死 あっちは効いて少し長生きしたとしよう
これでこの薬は再評価でもばっちり生き残れる！
双六上がり
（1994年製作）
❽第２相試験の結果をまとめ
前から続く
凸凹病院
○×病院
症例
症例
症例
日本のデータは脱落が多くて信用できません
脱落
ゴミ
❾専門家の集まりで発表したり専門誌に論文を載せる
はい、このようによく効きます
ボス
×の効果
△×論文
×大学
△医大
□大学
××論文
○×△大学
×△□医大
×△×大学
学会（ただし日本）
効かない薬をこんなに使っていいのかね
固形がんには全く効かないよね〜
みんな研究費と業績のためのもの
外国の学会では拒否されることも！
学会のコーヒーブレイク
メーカーへ
メーカー
厚生省
❿奏効率10％ほどで認可！
しこりが一定以上縮小した
患者さんが10％ほどいると
「効く」と言われる
その中身は？　p.134参照

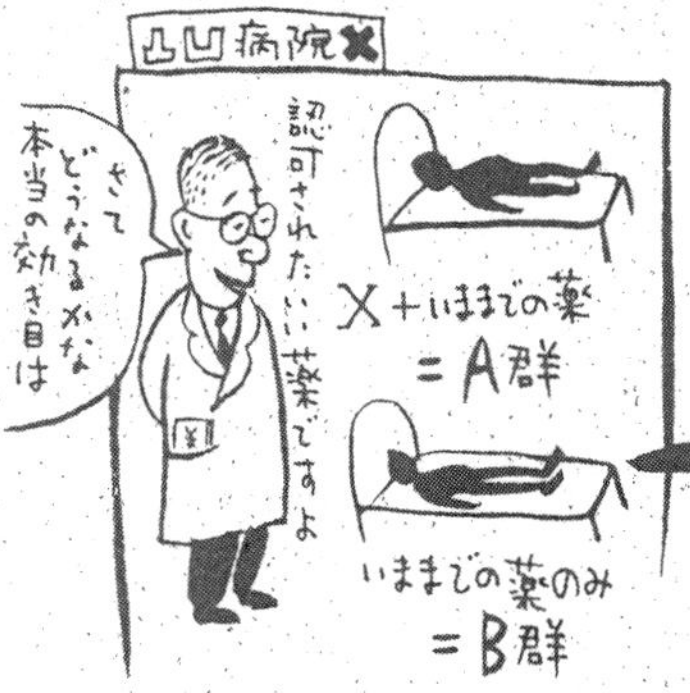

さて どうなるかな 本当の効き目は

X＋いままでの薬

いままでの薬のみ

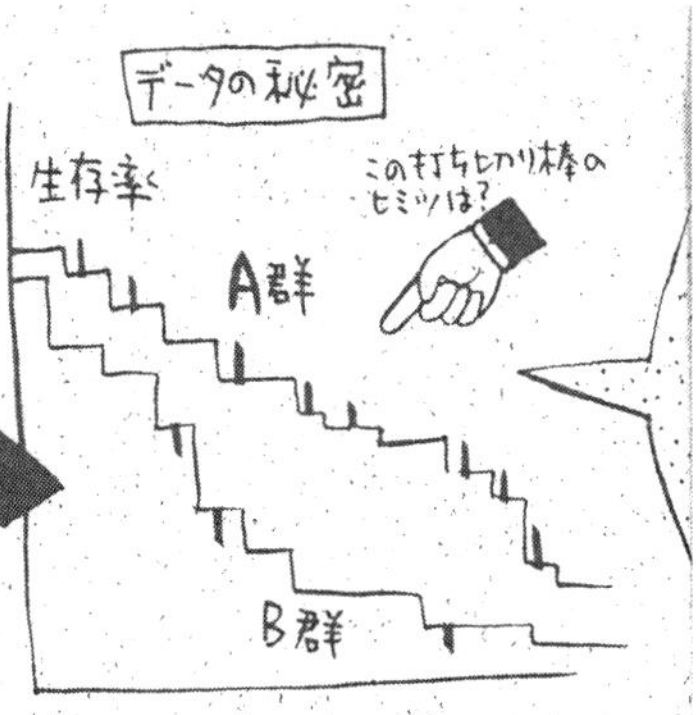

データの秘密

この打ち切り棒のヒミツは？

⑫第３相くじ引き比較試験
認可（市販）後に

⑬「有効」のデータを出す

時にはトリックを駆使して。
他病死の患者さんをはずして
いるのでA群が良く見える p.145参照

薬価が高い
ドンドン使って
いざ薬九層倍の世界へ
新薬

メーカー
中央薬事審議会
あとで三相試験しといてね
延命効果がそこそこでもQOLがあれば取消しはしません
承認！

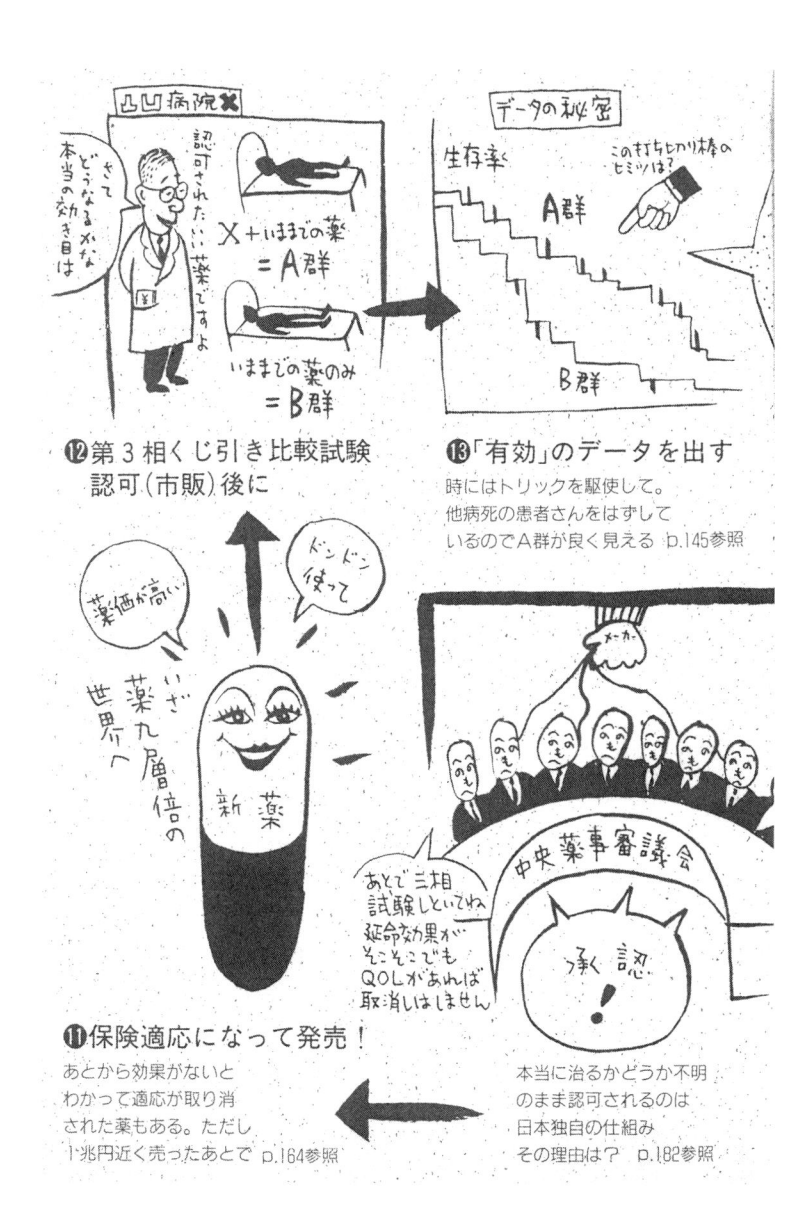

⑪保険適応になって発売！

あとから効果がないと
わかって適応が取り消
された薬もある。ただし
1兆円近く売ったあとで p.164参照

本当に治るかどうか不明
のまま認可されるのは
日本独自の仕組み
その理由は？ p.182参照

人用意できるかね」（ボス）「えーと、￥＋￥＋￥＋……」（医師）。「治験が多くて治療する時間がないヨ」（現場医師の声）

⑤**「第一相毒性試験」開始**：「どれだけ投与したら死ぬか？」を判定する戦慄の〝生体実験〟。いきなりガン患者で人体実験。特に狙われやすいのは「再発した末期ガンの第四グループ」。死ぬ患者さんが出るあたりまで（！）段階的にクスリを増量していく。治療目的はない！「えっと下痢が毎日、血便は一回と……」（実験医師）。こうして「危険な量」の当たりをつける。〝モルモット〟の選別基準は、毒性を観察する期間＝「あと一カ月は、生きていそうな患者さん」。＊むろん本人が実験台に選抜されたことは、ぜったいに知らせない。毒で死んでも、どうせ末期ガンだからガンで死んだことにする。

⑥**「前期第二相試験」**：人体実験、第二ステージ。当たりのついた「危険な量」で本当にだいじょうぶか？　どのガンでしこりが縮むか？　もっと多くの色々なガンの患者さんで試す。医者は笑顔で「あなたの病気に効果のあるクスリです」とすすめる。「お…おまかせします」（患者）。これで「口頭同意」が成立する。死んでも「ガンが悪化した」ことに。

⑦**「後期第二相試験」**：しこりの縮小効果を出すために、腫瘍が縮小しやすい種類の患者さんが狙われる。「やあ、効いてますねぇ」（主治医）。腫瘍が（一時的なのに）縮んだと患者さんも満面の笑み（リバウンドするなど夢にも思わない）。

⑧**「第二相試験」結果の集計**：各々の医院から「症例報告」が届く。しかし、担当医師は、

医薬品認可に必要な「縮小効果アリ」論文だけ集計する。「使えない」症例はゴミ箱にポイ。これを専門用語で「脱落」という。これを見て外国の研究者は「日本のデータは〝脱落〟が多くて信用できませーん！」。「都合の悪いデータを捨てた」統計数値などペテンでしかない。

⑨学会発表や専門誌に論文：かくして抗ガン剤Xの〝効果〟は学会（ただし国内）で発表されたり、医学専門誌に掲載されてハクをつける（外国の学会では拒否されることも）。「はい、このようによく効きます」（ボス）。「効かない薬をこんなに使っていいのかネ」「固形ガンには、まったく効かないよねぇ〜」「みんな研究費と業績のためだもの」……学会会場ロビーでの医師たちの会話は、おどろくほど正直。

⑩「奏効率」約一〇％で認可！：しこりが一定以上縮小した患者さんが一〇％ほどいると〝効く〟と言われる。雲の上の厚労省官僚たちが〝認可〟する。かれらの多くは製薬メーカーや団体に天下る。最終「承認」を下すのは「中央薬事審議会」。本当に「治る」かどうか不明。なのに、そのまま認可するのは日本独自のしくみ。「あとで三相試験しといてね」「延命効果がそこそこでもQOL（クォリティ・オブ・ライフ：生活の質）があれば、取り消しはしませんよ」（審議会委員の言葉）。かれらは背後で製薬メーカーに操られている人形みたいなもの。

⑪「保険適応」で新発売！：めでたく新型抗ガン剤Xとして華々しくデビュー。「さあ、おもいっきり使わせて稼ぐぞ」（メーカーのホンネ）。ところが、あとから「効果がない」とわかって適応（認可）を取り消された抗ガン剤もある。ただし「一兆円近くも売ったあとで

……」。

⑫「第三相比較試験」：ナント抗ガン剤が「医薬品」に認可され市販された後で行う〝人体実験〟。まず患者を「くじびき」で、A、B二つの群に分ける。Aグループの患者には「認可されたいい薬ですよぉ」とすすめる。こうしてA群「新薬Xプラス今までの抗ガン剤」。B群「今までの抗ガン剤」。

⑬X薬「有効」データを出す：B群は「二カ月しか生存しなかった」のに、A群は「一〇カ月も生存したぞ！」。こうして「新型抗ガン剤Xは八カ月の延命効果アリ」ということにする。ところが、これには巧妙なトリック操作あり。A群の患者が死亡すると、他の病気で死んだ「他病死」とする。すると統計から外せる。こうしてA群の生存率は高めに操作されるというペテン。「これで、この薬は再評価でもバッチリ生き残れるゾ」（担当医師）。

●あとは二七万ガン患者を〝毒殺〟する！

――かくして、新薬Xの「抗がん剤治験双六（すごろく）」はめでたく上がりとなる。

①から〝上がり〟の⑬まで「双六（すごろく）」をたどったあなたの血は凍ったはずだ。

その抗ガン剤認可のプロセスは、あの七三一部隊と同じ〝悪魔の生体実験〟の繰り返しであり、戦慄の統計捏造《ねつぞう》というペテンの山である。このような悪魔的な犯罪行為が、医薬品認可の過程では、日常茶飯となっているのだ。だから、担当医も厚労官僚も薬事審議会委員たちも、何の罪の意識すら感じることなく、まさに日常業務として繰り返している。むろん、第三者から見れば血の凍る残酷無比な惨状だが、当事者たちは、もはや何の痛痒《つうよう》も感じてはいない（そんな良心のカケラでもあれば、一日たりともそんな現場にいることは耐えられないはずだ）。

かくして、たんなる猛毒物Ｘは、ペテンででっちあげられて「新型抗ガン剤Ｘ」のラベルを貼られて医療現場に大量出荷される。価格は○・一ｃｃ七万円という〝適正〟価格だ。

お楽しみはこれからだ！　認可段階で〝人間モルモット〟ガン患者たちを毒殺した数などたいしたことはない。これからが大虐殺の本番だ。

なにしろ一年間に、わが国だけで約二七万人のガン患者を〝毒殺する〟作業が残っている……。

●〝毒〟を投与で死ぬのは当たり前

このように全国の病院で、日常的に行われている抗ガン剤治療とは、猛毒をガン患者に投与するもの。〝毒〟を、それも弱り切ったガン患者に打てば、その〝毒〟で死ぬのは、子どもでもわかる。抗ガン剤の重大副作用による死亡事故が続発するのもあたりまえ。また、表沙汰になるのは悲劇のほんの一部。夥《おびただ》しい〝虐殺被害〟は闇に葬られている。それでも「抗ガン剤を打って！」「新規の抗ガン剤を認可して！」と頼むガン患者が大勢いる。まさに、大衆マインド・コントロール（洗脳）の戦慄恐怖だ。

「元気だったお母さんが、なぜ急死したのか?」。近藤医師のこの本は、具体的な抗ガン剤の薬害被害についても触れている。

九三年末に、抗ガン剤をめぐる事件が報道された。それは〝ソリブジン〟事件。〝ソリブジン〟とはヘルペス(帯状疱疹《たいじょうほうしん》)治療の新薬「抗ウィルス剤」。商品名「ユースビル」。ところが、発売後わずか一カ月で一六人もが死亡するという重大副作用事故が発生した。ところが「亡くなった患者さんは全員、経口抗ガン剤を服用していました」(近藤医師)。

●「母は死なずにすんだのに……」

その抗ガン剤は〝フルオロウラシル〟系と呼ばれる薬剤。多数の副作用死を出した〝ソリブジン〟は、その後販売中止になった。

近藤医師は「多数の死者が出たのは、〝ソリブジン〟と抗ガン剤との相互作用による」と断定。それも「被害者たちは、〝ソリブジン〟そのものの副作用というより、むしろ、『経口抗ガン剤』の副作用でなくなったといってよい……」。

しかし、政府は真犯人の抗ガン剤はおとがめなし。ヘルペス治療薬の〝ソリブジン〟を販売中止としたのです。これぞ、高度な政治的判断。さらに、悲劇は患者を悩ませていたヘルペス自体が、抗ガン剤の副作用症状だったという事実。

近藤医師に寄せられた犠牲者の娘さんからの手紙です。

「ヘルペスが抗ガン剤の副作用と知っていたら、母は死なずにすんだ」。

近藤医師は、その〝ソリブジン〟事件の教訓として「効果うんぬん以前に、本当に飲む必要があったのか？」と疑問を投げかけている。そして患者も一般の医師も「抗ガン剤治療は必要だと思いこまされている」悲喜劇的な現在の医療状況を告発する。

●ガン患者はマナ板の上のコイ

近藤医師は、当時からガン治療の不正と闘う医師として全国的に著名であった。

まさに孤軍奮闘――。その彼のもとに全国の患者から相談、訴えの手紙が殺到した。そこには〝人間モルモット〟とされながら、必死で救いを求める患者の声。さらには、家族を〝殺された〟恨みの声がつづられていた。

たとえば――▼「知り合いの医師は『自分だったらその薬（抗ガン剤）は飲まない』と言った」▼「口内炎が抗ガン剤の副作用とは思ってもいなかった」▼「薬の説明は何もないまま飲まされ続けている。調べてください」（経口抗ガン剤だった！）▼「末期の抗ガン剤で、母は苦しみの末に亡くなった。怒りを感じる」……。

これら、患者さんたちの悲痛な便りから、ガン治療の現場では、投与している薬が「抗ガン剤である」という説明など、ほとんど皆無であることがわかる。ましてや副作用の説明など、まったくなし。まさに、現在の病院ではガン患者は、まな板の上のコイ……。

まさに、患者は、何がなにやらわからぬうちに、抗ガン剤を飲まされ、打たれ、放射線を当てられ、メスで斬られ、そして〝殺されていく〟。

●医者の〝あやしい言葉〟にだまされるな！

ガン患者さんたちの自助会の一つに「いずみの会」があります。年間生存率九五％という驚異的な数値を誇る元気な団体です。そこの中山武会長は、わたしにこう言いました。「現代の病院のガン治療は〝地獄行きの新幹線〟。いちど乗ったら〝終点〟まで降りられない」。〝終点〟とは、いうまでもなく棺桶のことです。その列車名が〝のぞみ号〟というのだから皮肉ではありませんか。

近藤医師は、この〝地獄行きの新幹線〟に誘い込む医師たちの甘い言葉を列記しています。その〝あやしい言葉〟とは——。

▼新しく認可された薬です：「これでやれば長生きできるかもしれません」と言われれば、家族は「お願いします！」と言ってしまう。しかし、それは恐ろしい罠《わな》。「それが『治験への代理同意』だと、家族は思ってもいない」「治療の一環だと思って『よく説明してくれるいい先生』『最後まで、ちゃんと治療してくれる先生』と家族は感謝して疑いません』」（近藤医師）。

▼あなたの病気に効果が期待できる薬です：さらに「当病院では最新の治療を患者さまに提供します」と言われれば、家族も本人も「ありがたい」喜ぶ。ところが、それは「新薬の人

体実験」への「同意」の勧誘なのです。また「臨床試験」に、次のように勧誘するのも問題。「この臨床試験の目的は、あなたの病気に対する、今まで以上の治療法を確立するために行うものです」。しかし、これは「第二相試験」。「この段階では、治療効果があるのか、ないのかも、わかっていません。それは、あくまで〝実験〟なのです」（近藤医師）。しかし、患者さんが「私の」病気に対する「治療」であると勘違いするように仕組まれている。

▼**あなたの病名はガンです**：「患者さんとしたら『知らせてくれた良い先生』と考えては危険です」。告知のつぎに〝実験〟へのお誘いが待ってます。「同意書」へのサインです。「この薬の副作用（毒性）を見るために――ということは言えっこないですヨ」と医者もホンネを漏らす。

▼**あなたもがんばれは、こういけるんだよ**：たとえば乳ガン。他の患者のカルテを見せて励ます。これ自体が、患者のプライバシー侵害。医師の守秘義務違反。つまり医師法違反の違法行為です。

▼**「安全」です。心配ありません**：「医師が安全を強調するときは〝危険〟だと考えるべきです」（近藤医師）。ナルホド……。

▼**「胃かいよう」のクスリです**：じつは、まぎれもない抗ガン剤。告知していない患者には、こうして勧める。「抗ガン剤と知らずにまじめに飲めば飲むほどに、副作用で具合が悪くなり、病状が悪化したのかと悩み、また一生懸命、〝毒〟にしかならない抗ガン剤を飲むという悪循

環……」（近藤医師）。

▼一％くらい向上する可能性はある：「〝一％〟を言い出す医師は科学的ではない。一〇％に生じる副作用も失念しています」（近藤医師）。

▼一種類だけで治療しよう：標準的な抗ガン剤治療は、多剤併用療法なので「一種類だけの抗ガン剤で治療しよう」と言われたら「どれだけで死ぬか？」を測《はか》る第一相毒性試験などの〝人体実験〟の恐れがあります。

▼一緒にガンと闘おう！：「闘ったら苦しむと考えておいてください。とくに、抗ガン剤でガンと闘っては、からだがもちません」（近藤医師）。

▼今まで飲んだのが水のアワになる：「治験だと、途中で拒否されたら医師としては研究費をもらうのが『水のアワになる』ので、無理に引き止められる可能性があります」（近藤医師）。

▼ガンが消えた！　しこりが消えた！：「抗ガン剤の毒性が消失するわけではありません。『しこりは縮小した。患者は弱った』『しこりは消えた。患者は死んだ』というばあいを忘れずに」（近藤医師）。

……さらに、三〇以上の医者の〝決まり文句〟への注意が綴られており、まさに、この本は、ガン治療現場での〝いのちのガイドブック〟といえます。

●ガン治療現場の〝絶望の書〟

見方を変えれば、この『新・抗がん剤の副作用がわかる本』はガン治療現場の医師による〝絶望の書〟ともいえます。

地獄を直視する、ひとりの医師の嘆きの書でもあります。

「……福音となるはずの治療で、ガンの患者さんはどうしてこれほどまで苦しまねばならないのか、という疑問がますます大きくなりました。一つには、社会にも患者さんにも『抗ガン剤でガンが治る』という期待があるからでしょう。その期待ゆえに過酷な抗ガン剤治療にチャレンジしますが、じっさいには、本文で解説したように、治るようなガンは白血病や小児ガンなどごく少数で、大多数はいぜんとして治らないし、これからも治るようになることは期待できないのです。それなのにチャレンジすれば、苦しみ損になるのは当然です」（『あとがき』より）

近藤医師は、抗ガン剤は「生命を殺す」細胞毒そのものである、と断言します。投与すれば「生命を奪う」すなわち「患者を殺す」のは理の当然なのです。

なのに、患者も医師もなにかに〝洗脳〟されたかのように、抗ガン剤に期待する。

●「クスリが病気を治す」という盲信

「期待する背景には、どんな病気や症状にも効く『クスリ』があるという、確信にも似た通念があります。その通念ゆえに患者さんも医師もチャレンジを続け、抗ガン剤の副作用にも副作用止めで対処しようとして、副作用が『警告』だとは考えません。それどころか、副作用止めを使いながら、抗ガン剤の量をどんどん増やしていきます。しかし相手にするのが抗ガン剤では治らないガンですから、副作用で余計に苦しんだり、死んだりする結果になっているのです。このように患者さんを苦しめている原因の第一は『期待』にあると思います。期待すればするほど苦しくなることは皮肉ですが、どうしようもない現実です」（近藤医師）

慶応病院という日本でトップレベルといわれる名門病院――。そこに勤務する医師の偽らざる嘆きです。ここでいう〝期待〟は〝誤解〟と置き換えれば、ハッキリするでしょう。

あるいは〝盲信〟……。その絶望のルーツは、近代医学の始まりにまでさかのぼります。

それは「クスリが病気を治す」という致命的な誤り、かんちがいです。

医聖ヒポクラテスが確言し、現在では安保徹教授が明言しているように、病気を治すのは、断じてクスリではない。それは、まさに自然治癒力そのものなのです。その、あまりにあたりまえすぎる真実に、ほとんどの医者は、いまだ気づいていない。

●〝狂育〟と〝呆道《ほうどう》〟の悲喜劇

また、アメリカのガン戦争敗北宣言ともいえる①デヴュタ証言、②NCI報告、③OTAリポート――の三大事実について、日本の九九％の医師たちは、その存在すら知らない。製薬メジャー等〝闇の力〟によって、徹底した緘口令《かんこうれい》が敷かれたからです。日本の医学報道も〝呆《ほう》道《どう》〟レベルに堕落しています。抗ガン剤を投与して一割ほどの患者に腫瘍縮小がみられても、反抗ガン剤遺伝子（ADG）の作用で再増殖し、ガンは悪性化する。このADGの存在すら九九%の医師たちは知らないでしょう。

〝狂育〟と〝呆道《ほうどう》〟が、この抗ガン剤の致命的欠陥を伝えないからです。九〇年の③OTAリポートの根拠となったのは、アメリカ東部二〇大学医学部が参加した大掛りな実験です。そこで明らかになったのは「『抗ガン剤』多投与グループほど短命」という冷厳な事実です。そして「抗ガン剤を投与しても再増殖して五〜八カ月で元の大きさに戻る」という現実（米東海岸リポート）（拙著『ガンで死んだら110番、愛する人は殺された』五月書房）。

「知らない」ことは「存在しない」ことと同じ。かくして、絶望の悲喜劇は繰り返される……。

●「医師を信用してはいけない」

〝Blind Leads Blind〟（盲人《めしい》が盲人《めしい》を導く）という西欧の諺がある。

まさに日本のガン治療現場の医師と患者の関係そのもの……。終わりのない悲劇と絶望と苦悩は果てしなくつづく。

現場の地獄に苦悩する近藤医師は、こう諭《さと》す。

「……抗ガン剤治療による苦しみ――それは医療被害の一種です――を避けるには、まず、

『クスリ万能思想』や『期待』を捨てなければならないと考えます。目の前の医師が『そんなひどいことをするはずがない』という『思い込み』も、抗ガン剤で苦しむ原因になっています。しかし、目の前の医師がひどいことをしなければ、抗ガン剤治療で苦しみ死亡する人も、こっそり『治験』（臨床試験）の実験台にされている人もいないはずです。『そんなひどいことをするはずはない』は、思い込みというよりも、願望もしくは自己防衛反応なのかもしれません」

「つらいことですが、自分の判断の誤りを認めなければ、それ以上の苦しみから逃れることもできないはずです。ともかくも、**医師を頭から信用することは、なんとしてもやめてください**」（傍点筆者）

●「治験」…悪魔の祭壇への生贄《いけにえ》

猛毒の抗ガン剤……。地獄のさいたるものが「治験」という名の〝人体実験〟です。

ガン患者に試験薬を投与して「どれくらいの量で死ぬか？」を判定する「治験」——。治療目的ではない。あなたは、心が凍らないか？ それはヒトラー・ナチスや日本軍の七三一部隊が密かに行った生体実験と、なんら変わることはない。まさに、悪魔の儀式がいまも白い瀟洒《しょうしゃ》な病院のなかで、粛々《しゅくしゅく》ととり行われているのだ。ただし、悪魔の祭壇に捧げられた生贄《いけにえ》の患者や、その家族には、真実が知らされることは永遠にない……。

「『治験』をつぶすか、システムをきちんとしたものにしない限り、患者さんたちが抗ガン剤

治療で苦しみ、副作用で死ぬことがいつまでも続く、と今では確信がもてます」（近藤医師）

本書は巻末も精読すべき。そこには全国病院で多用（濫用）されている各種抗ガン剤の副作用〈情報〉一覧を一挙掲載。まさに、その夥《おびただ》しい副作用群は、抗ガン剤が単なる猛毒物にすぎないことを明解に教えてくれるのです。

第7章

『ガン食事療法全書』

（徳間書店）

マックス・ゲルソン著、今村光一訳

定価二七〇〇円＋税

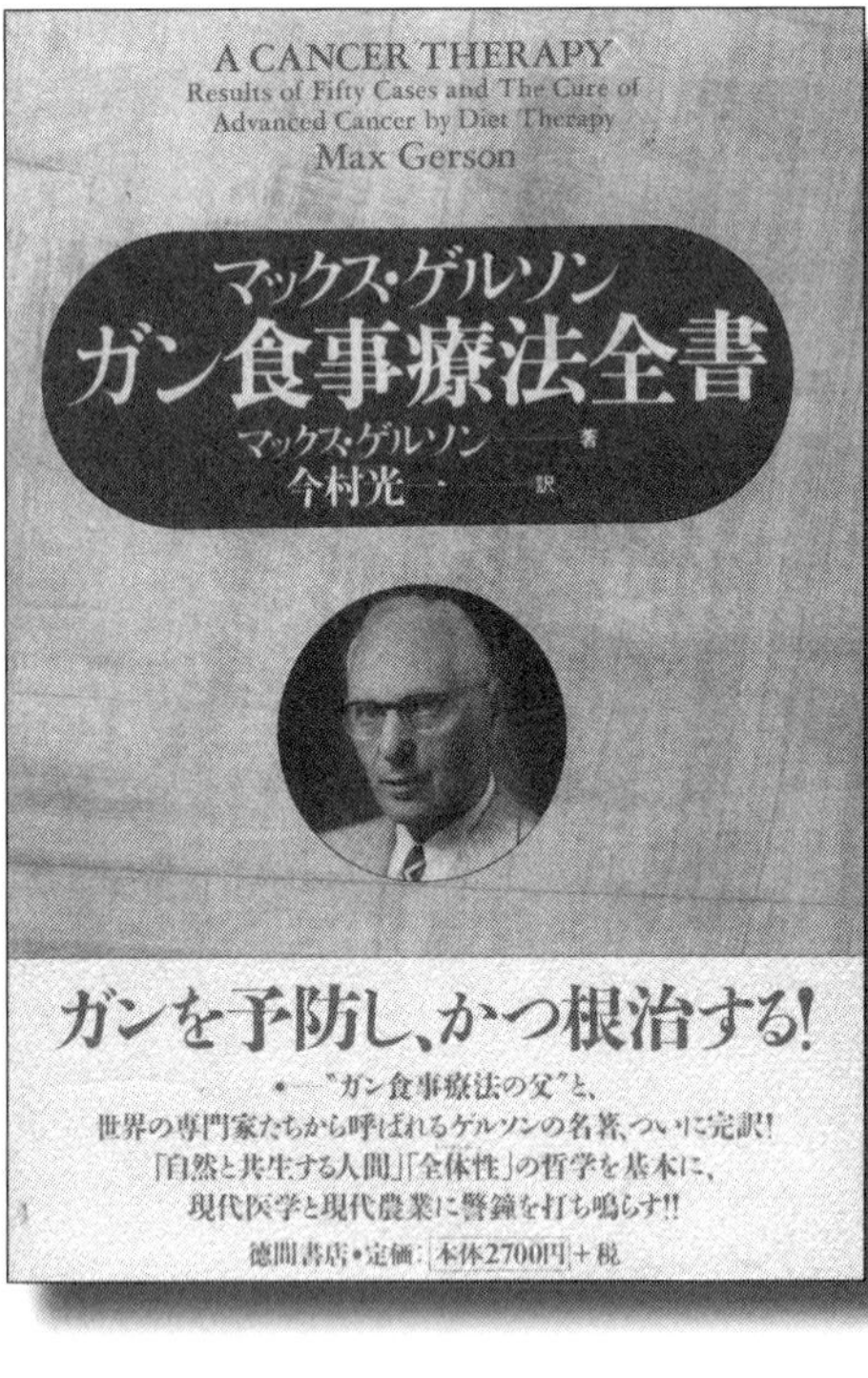

“ガン食事療法の父” マックス・ゲルソン――「医学史上で最も傑出した天才」（シュバイツァー博士）

人間は「自然に」生きればガンにはならない

●永遠の称賛……〝ガン食事療法の父〟

〝ガン食事療法の父〟――マックス・ゲルソン博士。彼は世界中の専門家から、いまも、なお、こう称賛され続けている。彼の人間観は、人間は「自然と共生」する存在であり、「宇宙の一部、小宇宙」である。病気は、その「全体性」の調和が乱されたときに起こる。

この大部の書はゲルソン博士の古典的名著の翻訳である。原著は一九五〇年代に発刊された。本書はそれから半世紀以上を経ても、その輝きをいささかも失ってはいない。それどころか、博士の警告は現代社会の堕落を見事に射抜いており、その鋭い提言は、現代の病んだ地球社会と人類を救う光明となりうる……。

「私の治療に秘密なんて、もちろんない」

ゲルソン博士は本書の冒頭であっさりと語る。博士の〝栄養療法の奇跡〟の秘密を探ろうとする様々な質問攻めに、このようにほほ笑みで答えている。真理はつねに単純である。

博士の語る病気の本質もシンプルである。

「……肉体の全ての内臓、器官、組織の代謝には、調和が保たれていなければならない。この調和こそは、生命の究極のミステリーであり、これが健康と命の継続という形で表現されているものである」「どんな場合でも、代謝に乱れが生じると、それが病気の始まりになる」
この「調和」とは、まさにホメオスタシス（生体恒常性）そのもの。それは生命を維持する引力（自然治癒力）によって定まる〝命の振り子〟である。それが理想の位置あるときに「健康と命」は理想的に継続されていく……。

●人間は宇宙の一部、小宇宙

ゲルソン博士は、偉大な哲学者パラセルサス（一四九〇〜一五四一）の言葉を引用する。

「人間は宇宙という大きな宇宙の中の全ての法則に依存している小宇宙なのだ」。

これはゲルソン博士自身の宇宙観でもある。「人間は宇宙の一部である」。それは、まさに東洋思想そのもの。たとえばヨガは五〇〇〇年以上の歴史を持つ。ヨガとは古代サンスクリット語で〝繋《つな》ぐ〟という意味。では何と何を？　それは宇宙と人間を〝繋ぐ〟もの。つまり大宇宙（自然）と小宇宙（人間）を一体化させる。それがヨガという言葉の奥義なのです。

仏教でいう「悟り」とは「大我」と「小我」との合一。つまり宇宙と自我の存在を一体と感得する心身の状態を指します。ゲルソン博士の思想が極めて東洋的であることに感心しました。

「自然との一体化」――それはゲルソン療法の根底を貫く思想でもあります。

「……人間と自然はお互いにくり返し影響を与え合っていて、これは水、地球、太陽、季節、星の動き、土壌などを通じ、最小の分子レベルにまで至っている。われわれはまた、宇宙や地球にあるもので、人間自身の中にも存在しないものはない」「人間そのものを支配しているシステムとは、〝大自然〟なのだ……」（『パラセルサス著作集』第一巻）

●栄養は最善の治療手段になる

大自然のシステムが人間を支配している……。

つまり人間は「生きている」のではない。「生かされている」のである。

何に？　それは大宇宙に、大自然に――。だから自然の法則にしたがって生きれば、もっとも理想的な生命を謳歌することができる。それがゲルソン思想の神髄である。

それは、まさに東洋的な悟りの世界でもある。博士はいう。

「肉体には栄養が必要で、これを通じて人間は自然に結び付いている」「自分の飲食するものに関する知識を人は学ばなければならない」「それは偉大な自然が命じた、生命維持のための必須条件だからである」「ある人が健康のために役立つものを食べ、命を縮めるものを避けるとすれば、彼は知恵と克己の人である。人間の義務は自分の生命を長らえることである」。これは、もはや医学者の言葉というより、哲学者の言葉である。

漢字の「食」という文字は「人」を「良」くすると書く。ゲルソン理論もそこに帰着する。彼は先哲パラセルサスの至言を引く。「飲食物は病的な状態を起こすこともでき、栄養が善悪あるいは穏健、狂暴など全ての性格をつくる要素になる」さらに「それぞれの性格、体質によって、人は土壌が肥料に反応するように食物に反応する」「だから人間も正しい栄養から恩恵を受けられる」「医者にとって栄養は、最高かつ最善の治療手段になり得る」。

ガンは慢性的「文明病」であり「退化病」である

●ガンは慢性的全身の退化病

ガンについて、ゲルソン博士はきっぱり言い切る。

「ガンは慢性的な退化病である」。「退化」とは「調和」という理想状態とは真逆な状態を指す。

「人体が変化に適応してとる適応反応は、ごくゆっくりとしたペースでしか進まない。これに対し、日々もたらされる有害な影響は、そのレベルが低いため人体はこれに防衛反応を起こせない。しかし、防衛反応を起こせない体の中には、有害物質が次第に蓄積されて、やがてガンが成長を始める」

有害物質が体内に入ると人間は嘔吐したり下痢したりして、それを体外に排泄しようとする。しかし、ppm（一〇〇万分の一）、ppb（一〇億分の一）……といった超微量の有害物が食物や飲み水汚染などから体内に侵入しても身体センサーは感知できない。監督官庁や汚染源企業は「超微量で人体にも何の変化も起こさないから安全」と主張する。じつは「何の変化も起こさない」から潜在的に危険なのである。こうしてガンはじわじわ成長を続ける。

「ガンが進んだ状態では、主要な臓器や器官はみなやられている」「消化器官とその付属器官、肝臓、膵臓、循環器系統、腎臓や胆汁分泌系（主要な毒素排出器官）、網内皮系やリンパ系（免疫器官）、中枢神経系や、代謝や運動刺激に関連する内臓の神経系など……すべての器官のはたらきに問題が生じ、その結果、代謝の全体が狂ってくる」。博士はガンを臓器の病気ではなく「全体的観点《コンセプト・オブ・トータリティ》」からみなければならない——と強調する。「ガンは肉体全体と結び付いて存在する肉体の一部なのだ」

これは西洋医学者にはみられない傑出した視点です。

西洋医学は、現在でもガンを単なる臓器の病変ととらえています。だから、その臓器を摘出すれば〝ガンは治った〟という。

●胃を全摘して〝ガンは治った〟

たとえば胃ガン患者は、胃を全部摘出手術して、医師は笑顔でこういう。「もう胃ガンは完全に治りました」。おいおい、ちょっと待てよ。「胃もガンも切り取っちまっただけじゃないか！」と医者に抗議した患者の話など寡聞にして聞かない。大腸ガンなら大腸摘出。子宮ガンなら子宮を丸ごと取ってしまう。それで「大腸ガンが完治した」「子宮ガンが治った」という。医学の世界は不思議な言葉がまかりとおる。

自動車の右前輪がパンクして修理工場に持ち込んだとしよう。修理工がサッと右前輪を外して投げ捨て、「治りましたよ！」と言ったら、あなたはどうする？

「車輪ごととっぱらいやがって、何が〝治った〟だ！」

同じことを医者が言っているのに「ありがとうございました」と深々とお礼をする。医者も患者もアタマの中身が狂っている。

●自然に生きる人はガンにかからない

「……私は『全体的観点《コンセプト・オブ・トータリティ》』を重視することによって、ガンの真因がわかるようになると考えている。それが実際の治療に役立つ」（ゲルソン博士）

だから博士は、ガンを臓器病とはみない。よってガンのみを攻撃する抗ガン剤や放射線、手術療法には与《くみ》しない。こうして、博士は究極の療法……栄養療法に到達した。

「栄養の観点から観察すると『植物も動物も人間も永遠の大自然のサイクルの一断片でしかない』……」。そういう自然なスタイルの生活をしているひとびとは「ガンにならない」という。それは何世紀にもわたって明らかにされてきた事実なのだ。「これに反し、食事をますます大規模に近代化させてきた世界では、比較的短期間にガンを含めた退化病の犠牲になった」。

つまり、自然に生きるひとはガンにかからない。近代化された世界で生きるひとはガンになる。これは、まさにガンとは近代文明病であることの証拠である。壮大な皮肉としかいいようがない。すなわち、ゲルソン療法とは根底的な近代文明批判に立脚する。

博士は「農業と食品保存のやり方を変えねばならない」と声を大にする。半世紀以上も前に、すでに農業と食品の堕落を警告している。その炯眼《けいがん》……。

「七〇年前、アメリカに白血病などなかった。五〇年前、肺ガンなどは病院でもめったにお目にかかれず、解剖例でぶつかることもほとんどなかった。肺ガンの事例があれば、それは必ず論文に書かれるほど、そういったケースはまれだった。しかし、今はどうだろう。状況は、なんと悪いほうに変わってしまったことだろうか」

そして、五〇年後の現代は、さらに悪化している……。

●未開のフンザの人々にガンはない

ゲルソン博士は、その状況悪化の確固たる証拠も得ている。

「最新の医学的観察で、ガンと無縁なことで一番有名なのは、フンザのひとびとである。かれらはヒマラヤ山中の斜面に住み、自分達の土地でとれる自然な堆肥で育てた食べ物だけで生きている。外部からの食べ物はここではまったくタブーである」

われわれは「文明人は幸せ」で「未開人は不幸」だと思ってきた。いまでもそう思っているひとびとがほとんどだろう。未開人は軽蔑と憐憫《れんびん》のまなざしでみられてきた。

しかし、ことガンに関しては、憐憫《れんびん》のまなざしでみられるのは、どうやらわれら文明人のようである。

「エチオピア人もよく似ている。かれらも自然な農業と独自の生活習慣で生きている。このようなことから、かれらのようなタイプの農業なら、ガンにもまた多くの退化病にもかからないことが証明されているように思う」（ゲルソン博士）

●自然な作物は自然な土壌から

博士のいう「自然な生き方」とは「自然な食物を食べる」暮らしである。

自然な食物は、自然な農業からしか生まれない。よって、博士の視線は農業にまで向けられる。そして近代農業批判へといたる。

「近代文明が人間にもたらしているダメージは、土壌の悪化からスタートしている。化学肥料は土壌中のミネラル成分を追い出し、土壌中の虫類がいなくなってしまうことと一緒に微生物相を変えてしまった」「機械化農場の表層土流出がひんぱんに起きるようになったのもこの結果である。そして、これはまず最初に作物を伸び悩ませ、次に作物を退化させることになった。農場には有害な物質（殺虫剤）がまかれて、土壌をますます有害な土壌にし、さらにそれが農作物や果実に吸収される……」

化学肥料や殺虫剤による農業崩壊と作物劣化は、すでに半世紀以上も昔から起こっていたことに驚く。博士は現代人の健康危機は、これら土壌危機からもたらされていると警告する。

●有害な土壌が退化病の遠因だ

「だから土壌は適切に世話されねばならず、劣化させたり、有害な土壌にしてはならない。もしも、そんなことをすれば深刻な退化病を生み出す原因になり、現にそれが人間にも動物にも急速に増加している」

このあたりの指摘は、医学者というより農学者そのものの警句。

「土壌には、活動——成長と休息という自然なサイクル——や、自然な肥料が必要である。その肥料は土壌から奪い取った物質を、もう一度土壌に戻してやるものである。これが土壌流出をも防ぐ最上の防衛策であり、土壌微生物相を健全に維持し、土壌の生産性と生命を守る」。

この農法は、当時よりさらに病んだ現代の農業すべてに当てはまる。

健全で豊かな土壌から生み出された作物こそ、われらの食卓に上るべき理想の食物となる。

●「生命《ライフ・ビゲッツ・ライフ》が生命を生む」食べ方

つぎに、その食べ方もきわめて大切だ。これからがゲルソン式栄養療法の始まりとなる。

「生産された作物を、一部は生きた生のままで、一部は料理したての食物として、食べねばならない。それが『生命《ライフ・ビゲッツ・ライフ》が生命を生む』ということである」。

「生のままで食べる」理由は、まず食物に含まれる酵素をいただくためである。食物に含まれる酵素も摂取すると消化吸収や様々な生理活動を助けてくれる。しかし、酵素は熱に弱く約五〇度弱で大半が熱分解されてしまう。だから「生のまま」の生食を忘れてはならない。

ゲルソン博士も警告する。

「エスキモーでも、缶詰食品や不自然な食品が入ってきた地域では、退化病やガンにかかるようになっている……」

博士は、密林の聖人と称えられたシュバイツァー博士とも深い親交があった。

すでに当時、中央アフリカのジャングルの病院で献身的な医療に励んでいたシュバイツァー博士から手紙が届いた。

●ガンは近代的食事による文明病

「……多くの土着民、とくに大きなコミュニティに住んでいる土着民たちは、今では以前と違った生活をしている——彼らは、昔はバナナ、キャッサバ、イグナム、タロイモ、サツマイモなど、ほとんど野菜や果物だけを食べていた。しかし今はコンデンス・ミルク、缶入りバター、肉や魚などを食べ、パンを常食している」。そしてガン患者も現れてきた。

一九五〇年代、すでにアフリカの地でも食の近代化が始まっている……！

シュバイツァー博士が、この地区の土着民の盲腸の手術に初めて出会ったのは、一九五四年だった。博士の便りはつづく。「……この地域で、ガンその他の文明病がいつから現れたかは、盲腸炎ほどにははっきりわからない。しかし、ガンが増え始めたことと、土着民が塩をたくさん使うようになったことが、無関係でないのは明らかだ。……興味あることは、われわれの病院では、以前はガンは一例もなかった、ということだ」

病院開設から約四〇年もたっているのにガン患者はゼロとは！

ゲルソン博士の知人、サリバリー博士はこう証言している。

「ナバホ・インディアンに関して、私の病院では二三年間に三万五〇〇〇人の入院患者があったが、ガンはわずか六六例だった」。そして、文明的な食生活を部分的に取り入れている地域ではガンの死者が二倍に増えている。

ガン患者は食事で身体を解毒し浄化せよ

●解毒し浄化し肝臓を強くする

それでは、すでにガンにかかった人はどうしたらいいのか？

ガンの回復とは「体全体を一種の退化から回復させることに他ならない」とゲルソン博士は次の点をあげる。

①解毒作用：肉体全体の解毒作用をうながす。かなり長い期間続ける必要がある。「腫瘍が全部解消され、体の主要器官が体の〝浄化作用〟という重要機能を自力で果たせるようになる

までは、続けなければならない。
②回復機能：消化器系の全体機能を回復させる。すると内臓神経系でコントロールされている循環器系なども回復してくる。臓器の活発化に伴い抵抗力、免疫力、治癒能力も高まってくる。むろんガン攻撃するＮＫ細胞も活性化する。
③浄化機能：これら目的達成のために最も重要なのは肝機能の回復。肝臓は肉体と栄養を浄化する機能を持つ。これら浄化によって活発な代謝メカニズムが維持される。

●ガンの治療食とそのつくり方

――さて、いよいよゲルソン食事療法の本題に入る。

「ガンの治療食とそのつくり方」（二五章）より。

「……この治療食は、普通の食事と完全に違うものである」と博士は前置きする。ここには「中途半端な気持ちでやってはいけない」という戒めがこめられている。その目的は、まず身体の①解毒②回復③浄化――だからだ。いわゆる〝毒出し〟。
①果物、葉菜類、根菜類などの絞り立てのジュース、②自然な形あるいは細かく砕いた形で食べる大量の生《なま》の果物と野菜、③新鮮な野菜・果物のサラダ、④野菜自身の水分だけで煮た野菜シチュー、⑤ヒポクラテス・スープ（特製）、⑥ライ麦パン（塩抜き）。
「治療開始後六～一二週するとポット・チーズ、スキム・ミルクでつくったヨーグルト、そ

れにバターミルクという形で動物性たんぱく質も加えるようにする」「この食事が治療のベースで、この治療食は体の組織からナトリウムを可能なかぎり追い出し、代わってカリウムが可能な限り多く組織にいきわたるようにする、という原理に基づいている」

さらに「治療」は、これだけではない。

〈禁ずべきもの〉として、以下のものがズラリ――。

タバコ、酒、塩、強いスパイス（生または乾燥した薬草は可）、お茶、コーヒー、ココア、チョコレート、白砂糖、白い小麦粉、キャンディ、アイス・クリーム、菓子、ナッツ類、きのこ、大豆および大豆製品、漬物、きゅうり、パイナップル、全てのブドウやスグリ類、飲み水（胃の許容量をジュースを飲むために当てるため）、アボガド……。缶詰や保存食品、硫黄で漂白したエンドウ豆、レンズ豆、その他の豆類、冷凍食品、くん製や塩漬けの野菜、乾燥または粉にした食品、缶・ビン詰めジュース、全ての油脂類、塩の同類品（とくに重炭酸ナトリウム、これは食品、歯磨き、うがい薬に含有）。

〈一時的に（とくに最初の数カ月）禁ずべきもの〉

ミルク、チーズ、バター、魚、肉、卵……。

――ここまで読んで、本を投げ出して逃げ出したくなった人が大半だろう。

「これじゃあ、食べるものがなくなっちゃう！」

そのとおり、食べたいものを食べたいだけ食べてガンになったのです。そこから溜った

〝毒〟がガンとなってあらわれた。いわば身体は、ゴミ溜め状態。ガンを浄化するには、これら〝毒〟の素の食物をストップするのは当然です。さらに排毒を促進する。

●ナトリウムよりカリウム優位に

〈禁ずべきもの〉として塩を上げているのは、次の理由からです。

ゲルソン博士が診てきたガン患者に共通するのは体内のナトリウム・カリウムのバランスが大きくナトリウムに偏っていた。「体内の器官の中にはカリウムがナトリウムより余計に存在するようにしなければならない。これによってナトリウムとカリウムのバランスが保たれる」（V・バンジ）。

ゲルソン博士はいう。「カリウムは主に細胞内で優性であるようにしなければならない（カリウムは細胞内ミネラル）。これに対しナトリウムは血清、リンパ、結合組織の中に溜まっていなければいけない（ナトリウムは細胞外ミネラル）」「体全体の組織の六〇%はカリウム群、三〇%はナトリウム群の支配下にあり、残りの一〇%は両者の中間にある」「日中は幾分かのナトリウムは、塩化物と水をしたがえてカリウムの組織に入り込み、これが疲労や軽度のだるさ、むくみをもたらす」「ミネラル欠乏やアンバランスなどが病気をそのまま意味する」「ほとんど全ての急性・慢性病は陰極組織のナトリウム塩化物、水が侵入することによって始まる。これは有害物質、病菌、外傷などが生み出す浮腫が原因である」。

なお私見だが、ゲルソン博士が厳禁しているのは精製された化学塩NaClではないかと思われる。いっぽう、日本では古来から海水から自然塩を採ってきた。自然塩は豊富なミネラル、微量栄養素も含む。よって、区別して考えたほうがよいと思う。これは、精製された白砂糖と未精白の黒糖などにも同じことがいえる。

ゲルソン博士の指導する食事療法レシピは欧米人向けのものである。ゲルソン療法で自らの大腸ガンを完治させた星野仁彦医師(福島県立医科大学講師)は、日本人向けの玄米菜食をメインにした「星野式ゲルソン療法」を考案している。四二歳で末期大腸ガンと肝臓ガンに冒され「五年生存率〇%!」の絶望から、ガンを自然消滅させた。見事に生還を果たしたドラマは『ガンと闘う医師のゲルソン療法』(マキノ出版)に活写されている。この一冊は「ゲルソン療法」入門書としてもおすすめだ。

●五〇人「奇跡の治癒」臨床例

とにかくゲルソン療法は、食事を厳格にコントロールするだけで数多くの末期ガン患者を奇跡の完全治癒に導いている。博士が末期ガン患者をえらんだのではない。かれらが博士を選んだのだ。

全米から医者に見放された末期ガン患者たちが、最後の一縷《いちる》の望みを託してゲルソン・クリニックのドアを叩いたのである。博士は著書「まえがき」にこう述べている。「……わたしはむしろ幸運な立場に恵まれてきたといえる。なぜなら、わたしの患者の九〇〜九五％はガンがうんと進んだ末期患者で、彼らには冒すべきどんなリスクももう残っていないのだった。『公認されているどんな治療法でも、効果が上がらなかった』とか、『最初から手術不能とされた』というのが、彼らだった……」。

この『ガン食事療法全書』の白眉は第二部。そこには末期ガン患者であった五〇人の「完全治癒の臨床例」がレントゲン写真やカルテ等とともに詳細に記録されている。それは、まさに非の打ち所もない完璧な臨床報告であり、ゲルソン食事療法の完璧なる効果を実証するものである。世界の既成医学界は、もはや白旗を上げるしかない。

この第二部は、日本の全てのガン専門医に熟読してもらいたい。

「ガンが食物で治るわけない」と鼻でせせら笑っている医師たちに、謙虚にページを繰ってもらいたい。つぎに厚労省の方々にも読んでもらいたい。そして、食事療法にも保険適用の道を即刻ひらいてもらいたい。ガンを治すどころか毎年約二七万人も虐殺している猛毒抗ガン剤に保険適用して、ガンを完治させる食事療法は保険適用しない……。これは不公平というより行政による大犯罪である。抗ガン剤の保険適用を即時廃止せよ。そして食事療法等の代替療法に即刻、保険適用せよ。もはや、アウシュビッツや七三一部隊をも超える官民一体となったガン患者大虐殺の蛮行は、ぜったいに許されない。

●もっとも聖なる場所〝台所〟

ゲルソン博士の書で、もっとも私の心に残ったのは次の一言です。

「この地球上で、もっとも聖なる場所は〝台所〟である」

二〇年近く前、本書を最初に読んだとき、この一行に深く心を動かされた。なんというおもんばかり。なんというやさしさ！

「……われわれには、再び、本当の意味の主婦が必要な時代がくる。本当の主婦とは、料理の時間の節約に熱心な主婦ではない。家族全員のために、とくに家族の健康の増進と維持のために喜んで尽くそうとする主婦である」「そうなれば、子どもは人工栄養ではなく、自然な母乳で育てられ、白血病のような死病にかかったり、知恵遅れになったりすることなく成長できる。この二つの病気、白血病と知恵遅れは、現在、急増中の問題である」

ゲルソン療法は生命の根源療法である。これに対して化学薬剤による薬物療法は対症療法にすぎない。博士はそれを「有害」と否定する。

「対症療法は、それを土壌、植物、動物あるいは人間のいずれに適用した場合も、本質的には有害なもので、医療に応用される場合も同様である」

●ガンを「不治の病い」とする教育

博士は近代文明、近代医療を信奉する人類の軽薄さを批判する。

「歴史的に見ると、人間は、新しい考え、理論、技術や化学の新発見に、やすやすと振り回されてきた」「それを医療の基本として利用してきた。それゆえに人間は、自然から大きく離れる結果となった」「われわれは、医学理論をより自然に近づく方向に振り戻してみることが必要である」

それでも世界の医者の大部分は、ゲルソン療法などガンの「効果的治療」に否定的な態度をとる。なぜか？　その理由についてゲルソン博士は次の結論にたっした。

「第一に、われわれ医者はガンを『不治の病い』と信ずるように教育されてきていること。第二には、理論や仮説を含め従来なされてきたガン新治療法なるものが『みな失敗に終わってきた』からである」

米医学界の圧力と、栄養療法の輝かしい勝利

●米ガン学会が政治的な妨害工作

一九四六年、ゲルソン博士出席のもと、米上院のガン問題調査委員会が開催された。博士は自らが栄養療法で完全治癒させた一〇人のガン勝利者を伴って委員会に臨んだ。患者たちは委員たちの面前で次々に自らの体験を証言した。委員たちはゲルソンの治療実績に驚嘆。そこで委員会はゲルソン的なガン療法研究に補助金支給を決定した。これは歴史的な決断であった。

……しかし、思わぬ横槍が入った。米ガン学会は、政治的圧力でその補助金支給案を叩き潰したのである。

「これはガン治療の進歩を妨げたもっとも不幸な出来事だった……」。嘆きは、かのポーリング博士の悔恨である。同博士はノーベル医学賞を二回も受賞。その大学者をしてこの苦衷と苦渋。

こうして、医療の既得権益にしがみつく徒党集団、ガン学会にゲルソン療法は圧殺されたのである。それどころかゲルソンの成功を苦々しく思っていた米国医師会は博士の医師免許の剥奪を画策した。まさに、ゲルソンは米医学界の二大集団に前面と背後からナイフを突き付けられた。しかし、時代は彼の業績を圧殺することはできなかった。

●ゲルソンへ米国家、無言の肯定

一九七七年、二年間の審議を経て米国上院は五〇〇〇ページを超える膨大なリポートを発表した。それが有名な米上院・栄養問題特別委員会報告書である。指揮したマクガバン上院議員の名前を冠して通称『マクガバン報告』。そこで「現代医学は栄養の問題に盲目な片目の医学だ」と同委員会は結論づけている。「医学革命が必要である。そのためには医者の再教育が不可欠だ」（同報告）。

同報告につづいて一九八五年、米国立ガン研究所（ＮＣＩ）のデヴュタ証言。八八年、ＮＣＩ報告書での「抗ガン剤の強い発ガン性」暴露。九〇年、米国議会ガン問題調査委員会ＯＴＡ

リポート。同リポートは「抗ガン剤、放射線、手術の通常療法は、食事療法などの代替療法に比べて危険で無力」と認めた。それらは、ゲルソンに対するアメリカ国家の無言の肯定と承認であった。

それはゲルソンの輝かしい業績にアメリカ国家が賛辞を捧げたのと同じである。

●訳者、今村光一氏を称賛する

この『ガン食事療法全書』の邦訳にあたって、最大の功労者を特大筆で称えなければならない。それが、訳者の故・今村光一氏である。彼は〝情報鎖国〟状態に置かれていた日本人に、海外の最新ガン治療を伝えた極めて優秀な医療ジャーナリストであった。彼の存在がなければ、いまだ日本人は暗黒の鎖国に置かれていただろう。

「訳者あとがき」に彼は記《しる》す。

「食事療法なんて初耳という読者が多そうだが、ゲルソン療法をベースにしたこの療法は、今ではメキシコや西独を中心とするヨーロッパ諸国、それにイギリス、オーストラリア、アメリカの一部などでは、かなり盛んに行われ、読者が信じそうにない成果を上げている」。今村氏はこれら各地の病院を視察し、ガンを食事療法で克服して数十年経つ〝ガンの勝利者〟（キャンサー・ヴィクター）たちを多数取材して、日本への紹介に努めてきた。

たとえば、イギリスのブリストル・ガンセンターは、その一〇年前に余命三カ月と宣告されたブローン女史というガン患者自身が創設した施設。〝勝利者〟である女史は今村氏の訪問時にも元気で患者指導に当たっていた、という。

今村氏の仕事は『ガン栄養療法入門』（徳間書店）、『今の食生活では早死にする――米上院栄養問題特別委員会報告』（経済界）などなど。その業績もまた称賛に値する。

●医学史上で最も傑出した天才

なお、今村氏は、その後も医療ジャーナリストとして活躍を続けた。そして、オリーブ葉エキスの効能を著書で紹介したことにより、薬事法違反容疑で突然、警察に逮捕され拘禁された。その心労からか直後に急死。

ゲルソン博士は、本書の出版後さらに一〇〇人の末期ガン患者たちの完全治癒記録の出版準備を進めていたが、なぜか急速に体調が悪化。一九五九年三月、帰らぬ人となった。一説には巨大製薬会社などのガン利権側が送り込んだ秘書が博士のコーヒーに微量の砒素を盛り、そのために命を落としたとも伝えられる。しかし、今となってはあくまで伝聞であり、確認の術《すべ》はない……。

最後に、彼の終生の理解者であったシュバイツァー博士の弔辞を記《しる》す。

「――私はゲルソンの中に医学史上で最も傑出した一人の天才をみる。彼の基本的な考えの多くは、ゲルソンの名前を冠せずに受け入れられてきている。だが、彼は自分に不利な状況の中で、不可能を思えることを達成した。彼が残した遺産は、ひとびとに注目すること迫り、やがて彼に正当な地位を与えるものになろう。彼の治療で治癒したひとびとが、ゲルソンの考えの正しさを証明するであろう」

第８章

『「ガン・治る法則」12カ条』（三五館）

川竹文夫（ＮＰＯ法人「ガンの患者学研究所」代表）著

定価一四〇〇円＋税

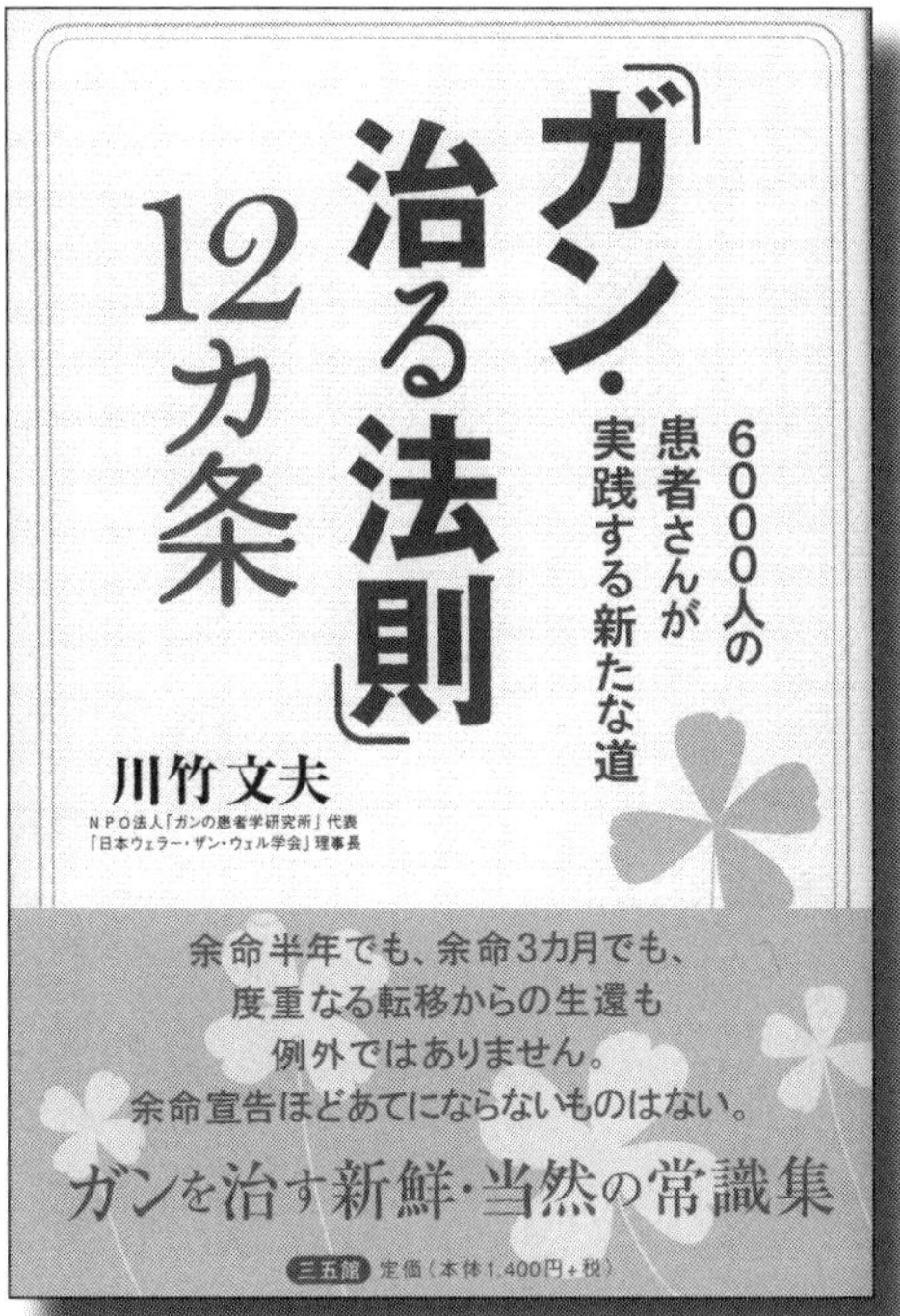

「ガンになってよかった！」と思う「心が治す」

●大反響「人間はなぜ治るのか？」

「幸せは、ガンがくれた」

これは著者、川竹文夫さんの心からの本音です。彼はNPO法人「ガンの患者学研究所」の代表。元NHKディレクターです。多忙をきわめる有能な番組制作者でしたが、一九九〇年、腎臓ガン発病。そのとき奥さんの一言が、彼の運命を変えた。「ガンって自然に治ることもあるのね……」。そうか！　ガンは自然に治るのだ。その日から、ガンの自然治癒に関する調査研究を始めた。ガンを自然に治したひとびとを全国各地に訪ね歩き取材した。その地道な執念の調査は傑作ドキュメンタリー『NHKスペシャル――人間はなぜ治るのか？』に結実した。放送は全国に一大衝撃を巻き起こした。

それまで、日本人は「ガンは治らない」「ガンは死病」「告知されたらおしまい」と皆思い込んでいた。ところがこのドキュメント番組では「ガンを自然に治したひとが何人もいるではないか！」。かれらは笑顔でガンを克服した体験を語る。その「絶望から生還した人達の力強く生き抜く姿は感動を呼び、いまもビデオ上映がくりかえされている……」（著者紹介より）。

●「幸せはガンがくれた！　心が治した」

川竹さんは、みずからの腎臓ガンも克服した。それまで、医者にまかせきりだった態度を一変させた。ガンは自分の意思と実践で完治させることができる！「よし、自分で治そう」。入院中の彼は決断した。しかし、勝手な退院など医師が許すはずもない。彼は、腎臓の摘出手術後、まだ傷口にガーゼを当てている状態で、パジャマにスリッパのまま病院玄関からタクシーに乗り込んだ。運転手に自宅住所を告げた。堂々たる〝大脱走〟！

自宅に着くと病院に電話。「川竹ですが、僕の荷物、自宅まで送ってもらえませんか?」

この日から彼の第二の人生がはじまった。

真の使命に目覚めた。それは、自らの体験にもとづき、全国の迷えるガン患者たちを一人でも多く救うこと。毎年約一三〇万人がガンと診断されている。そして、約七〇万人がガン難民として救いを求めてさまよっているという。

彼は自らを含め、ガンを完全治癒させた体験者の記録を出版した。一九九四年『幸せはガンがくれた――心が治した12人の記録』(人間出版)。そして、九五年、NPO法人「ガンの患者学研究所」を設立。ひとびとの生命、人生を救う遠大な旅への一歩を踏み出した。

●完全治癒の「治ったさん」続出

彼は「心がガンを治す」と訴える。「ガンは治る」と気づけば「治っていく……」。

きわめて単純だが、きわめて深い真理を秘めている。同研究所は『いのちの田圃《たんぼ》』という機関誌を発行。これらメッセージはおびただしいガン患者たちに共感を与え、自らの意志でガンを治すという会員が急速に増えていった。二〇〇三年、世界初の「治った」患者一〇〇人と、

「これからさん」の一〇〇〇人が一同に会する「一一〇〇人集会」を成功させた。

さらに二〇〇六年、ガン患者の視点からガン医療を根本的に改革する「日本ウェラー・ザン・ウェル学会（WTW）」を設立。それはガンを自然退縮させた患者さんたちの体験、方法をガン治療に反映させる……という遠大なプロジェクト。

本書『「ガン・治る法則」12カ条』は、そのテキスト版といえる。

それはガンを根治させたひとびとの体験を基本とした具体的ノウハウ。副題にあるように、それは「6000人の患者さんが実践する新たな道」なのです。

現代医療が導くガンの〝三大療法〟は地獄への道です。しかし、川竹さんが示す道は、希望に満ちた生存への道なのです。それは、いまや七〇〇人を超える完全治癒を達成した会員「治ったさん」たちが具体的に証明している。

●ガンになって本当によかった！

言い方を変えれば、この本はガン患者を「治す」だけでなく、ガンになる前より、さらに幸せな人生に導くバイブルです。「ガンになって本当によかった！」。ガンを自然消失させたひとたちは、心の底からの笑顔で言うのです。この会の目指す境地がまさにそれです。ウェラー・ザン・ウェルの世界……。

本書の「まえがき」には川竹さんのやさしさがこめられている。

「私は、この本を手に取ってくださったあなたを、力いっぱい誉めて差し上げたいと思います。なぜなら、あなたは『現代医学や世の中の間違った常識』にまどわされない、賢明な方だからです。そして、その賢明さのおかげで、たった今、完全治癒にいたる道を歩み始めたからです」「たとえ今はまだ、この本を手にしたばかりで半信半疑だとしても、間違った常識に縛られて頑《かたく》なに拒否する人たちより、はるかに柔軟な頭脳と、困難を切り拓く知恵と幸運に恵まれています」「そのことだけで、大多数の患者さんよりはるかに多く、『治るチャンス』を手にしているのです……」（まえがき）

「心はからだの設計図」――「治る」と思えば治っていく

●「治らない」はずの人達に奇跡

ガンが「治る法則」をみてみましょう。

この本はQ＆A（質問と答え）で、具体的にこたえています。

■「治る法則」第一条：どんなときにも希望はある

Q1：余命半年といわれた末期の人間でも治った例はありますか？

これに対して、川竹さんは快活に答えています。

「よくぞ、聞いてくださいました」と二〇〇三年「一一〇〇人集会」の体験をあげます。

このとき「治った」人たちが一二四人も参加。かれらを「治ったさん」と呼ぶ。ちなみに、これから治る患者さんたちは「これからさん」。予想を超える素晴らしいことがあった。四〇人以上は、三大療法（抗ガン剤、放射線、手術）の西洋医学の常識を覆した。「治るはずのない人たち」「治っているのが不思議な人」。医師たちはただ〈奇跡〉としか言いようがない。そんなひとたちが笑顔で集まった。

▼Mさん：食事療法で、大腸ガン、肝臓ガン、肺ガンをすべて消滅させた。

▼Sさん：Ⅳ期の悪性リンパ腫を、玄米菜食や自然療法で治した。

▼Iさん：V期の大腸ガンと膀胱ガンから生還。もっとも重度で頻繁に下血もあった状態から、いっさいの西洋医学の治療をせずに、玄米菜食とウォーキングと強い信念でガンを消失させた。

▼Oさん：肺、腎臓、大腸、骨まで転移した子宮ガンを、玄米菜食と瞑想で完治させた。

▼I・Iさん：前立腺ガンから肝臓と全身の骨に転移したガンを、玄米菜食と常に明るい心を持ち続けることで消失させた。

▼Kさん：卵巣ガン末期で、心臓停止にまでなりながら、今はすっかり健康を取り戻して六年になる。

――これら笑顔の体験記は『いのちの田圃』に「いのちの太陽たち」という記事で、実名と顔写真で掲載されている。

図1 心は身体の設計図（同書より）

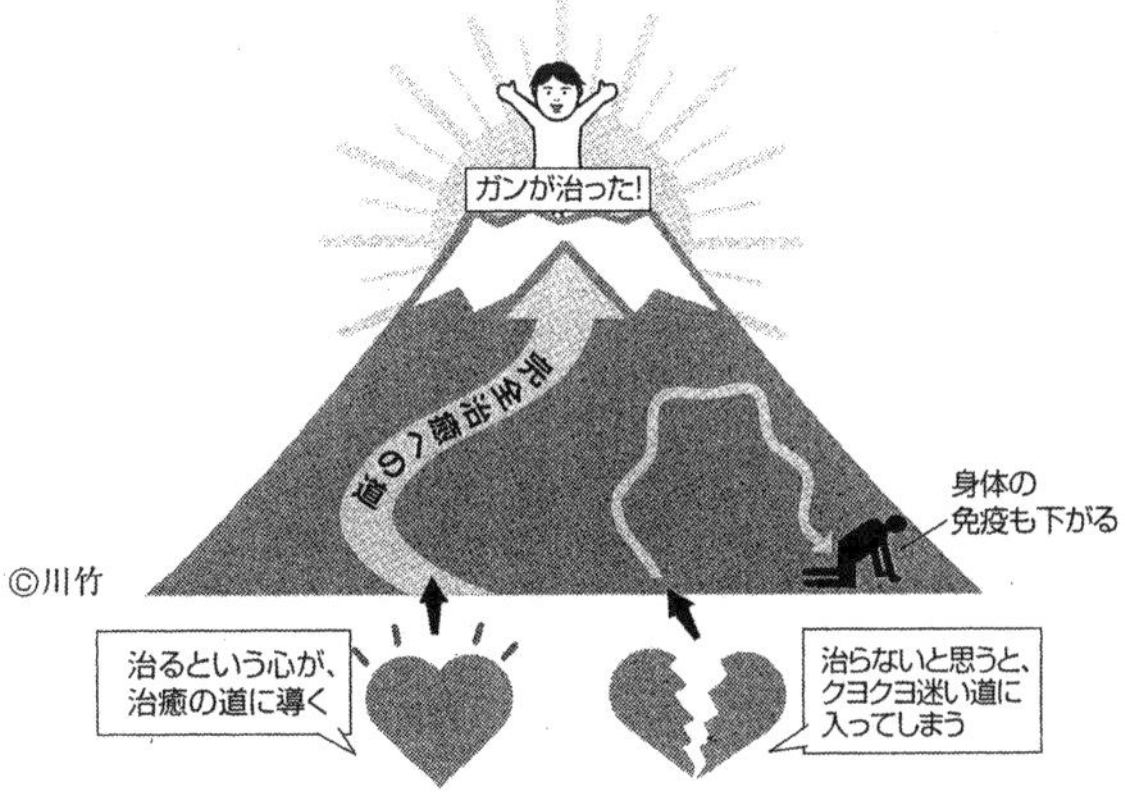
ガンが治った!
完全治癒への道
身体の
免疫も下がる
©川竹
治るという心が、
治癒の道に導く
治らないと思うと、
クヨクヨ迷い道に
入ってしまう

●「心は身体《からだ》の設計図」の真理

川竹さんの言葉は真理に満ちている。「余命宣告はあてにならない」「治ったひとに直接体験を聞こう」「末期ガン生還者の笑みは三〇〇人を救う」さらに「心は身体《からだ》の設計図」――。彼は実業界で黄金律となっているナポレオン・ヒルの「成功原則」を例に引く。「成功者はいつも〈成功した自分をイメージ〉している。そして成功者となる」。つまり「イメージは現実化する」。だから「ガンは治らない」とイメージしていると身体は「治らない」方向に向かう。「治る」とイメージすれば治る方向に変化していく。そんなアホなと思うなかれ。筑波大学、村上和雄名誉教授は「笑い」が遺伝子をオンにすることを発見。「笑い」という前向きの心の変化が遺伝子に変化を与えた。同様に「前向き」イメージが身体を「前向き」に変える遺伝子をオンにする。それも当然なのです（拙著『笑いの免疫学』花伝社、参照）。

まさに「心は身体《からだ》の設計図」――とは生理学的な真理です。ガン患者が「治らない」と悩むと、てきめん免疫細胞のリンパ球が急減し、その分ガン細胞は急増する。つまり、ガンは悪化する。「治らない」と思った心が悪い方向への「設計図」となったのです。

●迷い、恐怖でリンパ球は激減する

本書の巻末で川竹さんは安保徹教授（前出）と対談しています。
白血球に占めるリンパ球の割合は健康な人なら三五～四〇％。早期ガンの人でも三〇％弱。
安保「ところが抗ガン剤をやるべきか？　食事でやっていくべきか？　迷いに迷っている人はね、ダダダッと下がり、二〇％を割る」
川竹「迷うだけで、そんなに……」
安保「一カ月も迷いを引きずっていると、すっかり落ち込んで精神的に参ってしまう。迷いって本当に良くないいんだな」
――ガンに対する「迷い」「恐怖」が免疫細胞（リンパ球）を減らしガンを増殖させる。安保先生は〈ガンを治す四ヵ条〉（前出）をすすめる。(1)生活パターンを見直す。(2)ガンへの恐怖から逃れる。(3)免疫を抑制する治療は受けない。(4)積極的に副交感神経を刺激する。「恐怖心」がいかに良くないか。安保先生によれば「ネズミを金網で挟んで縛り付けるだけで、その

グラフ２　ガンに対する心の反応（山脇・内富、サイコオンコロジー、1997）

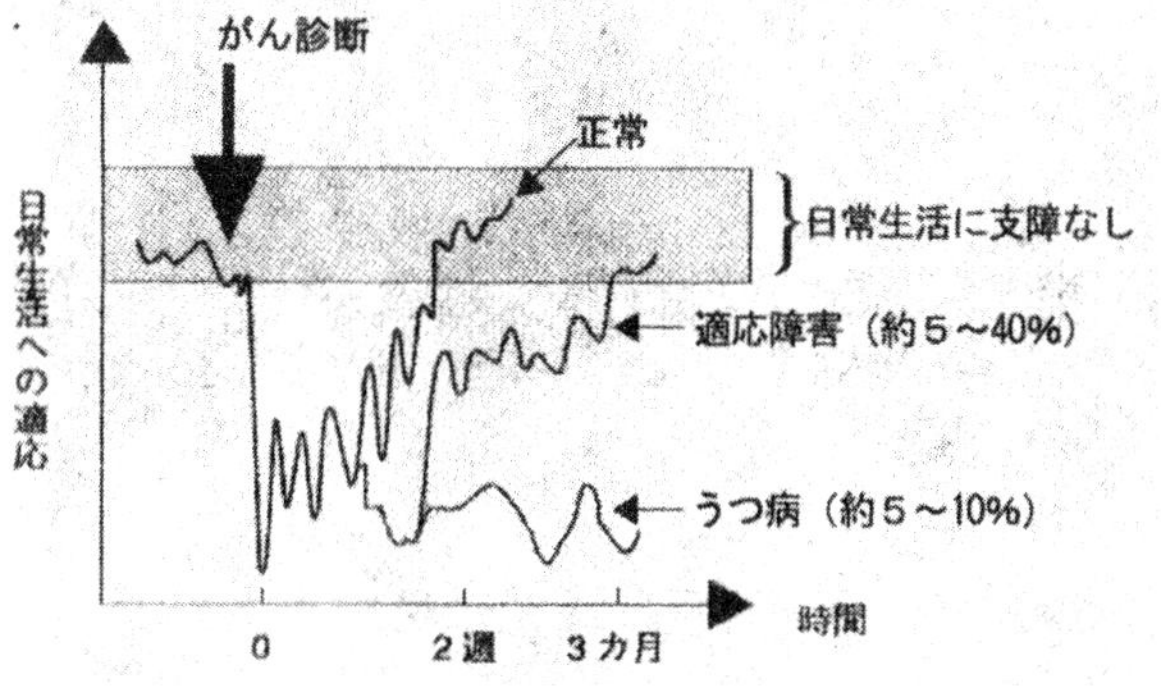

恐怖で体温がたった一〇分弱で一〇℃も下がる」「恐怖感ってのは、とてつもない影響力を持ってる」。

また、受験指導で「志望校を受ける力がない」と言われた子どもの例もショック。わずか三日で三八だった子どものリンパ球が二八に急減した。「不安や恐怖や絶望が、いかにリンパ球を下げるか、免疫を下げるか、それは凄いものがある」（安保先生）

川竹「となると、とても気になるのは、医者の否定的な言葉です。『半年以内に、必ず再発する』とか、もっとひどいのは『あなたは絶対に治らない』……これなんか、抗ガン剤6クールよりも、はるかにひどい……。〈ドクハラ〉なんて言葉がありますがハラスメント（嫌がらせ）どころじゃない。殺人ですよ。もし自分のひと言で、患者のリンパ球が一五％に落ちるということを知っていながら言ったのなら、たとえて言えば〈未必の故意〉です。人格を問われるどころか罪に問われますよ」

グラフ２は、ガン告知に対する患者の精神的ショックをあらわす。告知された瞬間、ドーンと精神力は垂直に落ちていることがわかる。そして、そのままウツ状態になるひとが五～一〇％もいる。これはガン性ウツ病といってよい。そして適応障害に陥るひとが五～四〇％。これらのひとたちは精神力が落ち込んでおり、それに比例してNK細胞も激減している。その分、反比例してガン細胞は激増していく。こうしてガン患者の約半数は告知ストレスにより、ガン細胞を急増させている。約二週間後、なんとかショックから立ち直り日常生活に復帰できる患者は半数に過ぎない。ガン性ウツ病や適応障害の患者は、抗ガン剤に加えて、精神科から精神安定剤、抗ウツ剤、抗不安剤などを処方される。悪夢のようなクスリ漬け地獄に引き摺りこまれる。これらも交感神経緊張をさせる毒物……。その薬物ストレスで、ほぼ確実に患者は〝薬殺〟される末路をたどる。

●ガンは氷山の一角、生き方の結果

川竹さんは「治る法則　第二条」として「責任をとる」ことをあげる。理由は「あなたは〈自分で治すことができる〉から」。

「治った人」と「治らない人」のちがいは「責任をとる」か否かだという。「……医者から『絶対に治らない』と言われたスキルス性胃ガンを治した人」「六つもの臓器に転移したガンを手術もせずに治した人」「六度の再発から治った人……」。

彼はわかりやすく言う。「責任をとりなさい、などと言われると、何か自分が責められてい

図3　ガンの原因と結果（同書より）

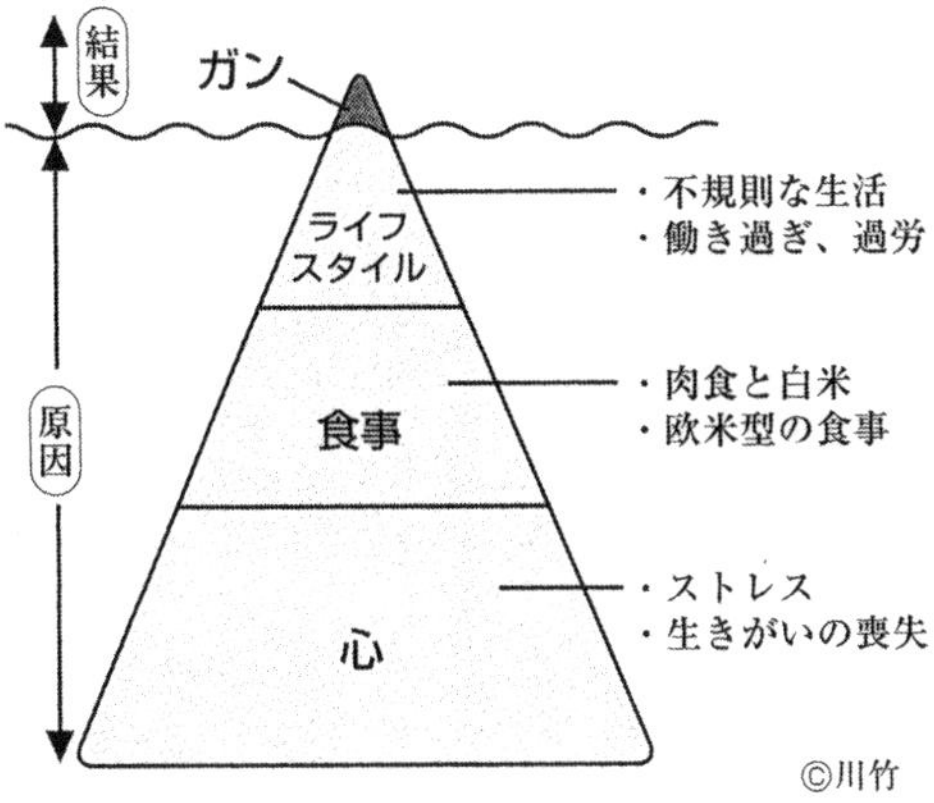

るように感じる方もおられるかもしれません。しかし、もちろん私は、みなさんを責めるつもりなど毛頭ありません」。

川竹さんはガンの本質を〝氷山〟にたとえます（図3）。

①**ガン**は水面上にあらわれた氷山の一角です。水面下には②ライフスタイル、③食事、④心……という巨大な氷の塊が沈んでいます。「海面にチョコンと黒く顔を出しているのが、ガン。これは『結果』です。そして海面の下に隠れている大きな部分が『原因』です」。

現代医学は、この「結果」しか見ていない。手術などで①ガンを取っても、また次の氷山の角が頭をあらわす。②③④の「原因」がそのままだからです。

②**ライフスタイル**：不規則な生活。働き過ぎ、過労など↓〈早起き、快眠、運動する〉

③**食事**とは：肉食と白米。欧米型の食事↓〈玄米菜食〉
④**心**とは：ストレス、生きがいの喪失など↓〈ストレスをためない〉

ガンは、あなたの生き方の「結果」なのです。それは自分自身が生み出したものなのです。

川竹さんのいう「責任をとる」とは②③④が①ガンを生み出した「原因」であることに気づき、改める、ということです。すると「結果」であるガンはみるみる消えていきます。「ガンの〝三大療法〟（手術・放射線・抗ガン剤）は、ニキビつぶしと同じことしているのです。だから、出たら切る、出たら焼く、出たら毒殺する……何度やってもまた出てくる可能性がある」。

これは対症療法にだけ頼る現代医療全般がおちいっているアリ地獄でもあります。「何度やっても治らない」。だから病院とクスリ屋は永久に儲かる。患者はたまったものではない。だけど洗脳されているから永遠に気づかない。

●動物たんぱく、カロリー、脂肪の三高

③食事の誤りが「肉食と白米」「欧米型の食事」とあるのにピンと来ない方も多いはず。

川竹さんは「ガンを育成する」ものは「三高食品」だという（図4）。それは——

⑴**高・動物たんぱく質**：脱アミノ作用で肝・腎が疲労し、免疫力が低下する。
⑵**高・カロリー食**：ガンのエサとなる。
⑶**高・脂肪食**：血液ドロドロになり、毛細血管を詰まらせＮＫ細胞も動けない。

図4　ガン育成三高食（同書より）

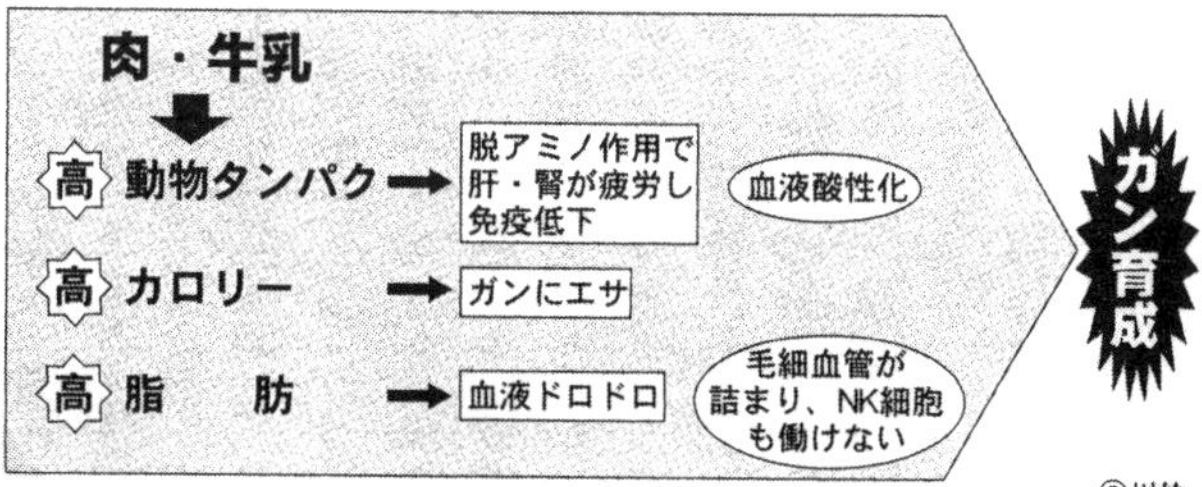

©川竹

これら三高食は、川竹さんは「ガンをつくる元凶」という。

「動物たんぱく質がガンによくない」に首をかしげるひとも多いでしょう。肉や牛乳、卵などの動物性たんぱく質は、良質のたんぱく質と学校などで教えられてきたからです。これが完全なペテン栄養学だったのです。川竹さんは「動物性たんぱくは、吸収するのに肝臓と腎臓を過労にさせる」という。「動物性たんぱくは、私たち人間が食べても、そのままでは身体の役には立たないので、必ず〈脱アミノ作用〉という、複雑な作業を経なければならない。この作業は肝臓が行う。そこで、まず肝臓が疲れる。また、この〈脱アミノ作用〉の副産物で尿酸など身体に有害な物質が大量に産まれる。これら有害物質は腎臓が尿や汗で必死に体外に出そうとする。今度は腎臓が過労になる」。

●脱アミノ作用で肝腎を疲労させる

「ガンを治す上で最初にしなければいけないことは、長年にわたって身体に溜まりに溜まった毒素を、きれいに出しきってしまうこと」と川竹さんは説明する。そのためには「腎臓が余計な作業で疲れていては」ダメ。身体に必須栄養素を取り入れるのに肝臓が疲れていては毒素がより溜まる。それは、免疫力を低下させ、ガンへの抵抗力を弱らせる。

つまり肉などの高たんぱく食品は、脱アミノ作用で肝・腎を疲労させ免疫力を弱め、ガンを増殖させてしまうのです。

動物脂肪が悪いのは、次の理由から──。「動物と人間の体温の違いにあります。人間の体温は牛・豚・鶏などの動物に比べ平均して二・五℃くらい低い。だから、これらの肉を食べると、動物の血液中では高い濃度でサラサラしている脂肪が、人間の血液は温度が低いのでベタベタと粘ってくる。その状態が続くとやがて毛細血管を詰まらせるまでになるのです」「NK細胞は、常に体中をパトロールし、ガン細胞を見つけ次第やっつけてくれるのですが、それは、血流に乗って、全身に張り巡らされた五一億本もの毛細血管を通って行われるのです」「毛細血管が詰まっていれば、どうなる……ガン細胞を見つけることもできませんし、見つけたとしても、ガン細胞のところまで行くことができません」（川竹さん）。

肉の脂肪は血管内で冷えてベトベトになる。血管を詰まらせる。NK細胞などの免疫細胞も詰まる。よって、ガンがわがままに増殖する。ガンの原因のひとつがこの血行不良なのです。

血管が詰まると心筋梗塞や脳梗塞も起こります。つまり、動物脂肪は三大成人病のすべてを引き起こす。

●「玄米・菜食がガンを減らす」（米リポート）

川竹さんはアメリカ人の栄養改善も指摘しています。ベジタリアンへの流れです。

「一九九〇年には、アメリカ国立ガン研究所（ＮＣＩ）はガン死を減らすことに役立つ野菜や香辛料、約四〇種類を〈デザイナーフーズ〉として発表したんですが……それは、ニンニク、大豆、ニンジン、玄米、海藻、きのこなど、どれもおなじみの野菜がほとんどです。また近年では、『一日五皿の野菜を食べよう』という『ファイブ・ア・デイ運動』を推奨して野菜の消費量を二〇％増やしてきました」


まるで日本とは逆です。日本では現在も肉の消費は増え続け、野菜の消費は減る一方です。

「……（アメリカでは）そんな、努力のおかげで、ガンになる人、ガンで亡くなる人もずっと減りつづけている。それに比べて日本はどうですか？　戦後、一度も減ったことなんかない。なんとも皮肉です」（図5）

さらに米国のある協会のリポート「ガンになってからの食事療法」でもベジタリアン（菜食主義者）の食事が「ガンと闘う上でとても良い」と明記しています。欧米ではもはや常識です。しかし、日本人で意外に思うひとも多い。川竹さんは強調する。「肉食中心はダメ。玄米菜食がいい、というのはもはや大きな世界の流れです。もちろん、私も玄米菜食ですが、この良さは食べてみないと絶対にわからない。今までは、いかに美味しくて、いかに身体に良くて、いかに美しいかと、口を極めて力説していたんですが、もうやめました。食べない限り、どんな

図５　和食と洋食の皮肉な結果（同書より）

アメリカ
日本の伝統食を模範に
日本
今だに、古いアメリカ型の食事を信仰
ガンの増加
ガンの減少
©川竹

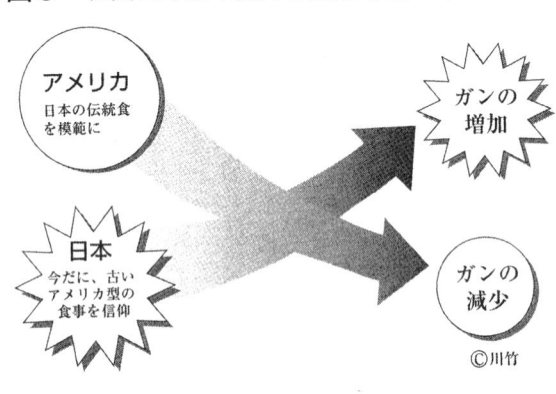

に話をしてもムダだとわかったので……」。

●治った人の八〇％超が玄米菜食

この玄米菜食の効果を、川竹さんは目《ま》の当たりにしています。

「『千百人集会』に参加してくださった〈治ったさん〉のうち、なんと八〇％以上が玄米菜食をしていました」。

「ガンの患者学研究所」はなんの制限も設けなかったのに、結果としてこれだけ玄米菜食の生還者が集まった。

「すごいことですよ、これは」。

ちなみに川竹さんは、玄米の炊きかたもちゃんとアドバイス。圧力釜がベストです。

「……白米と玄米を半々に混ぜて炊いたりする。えっ？　ダメに決まってるでしょう。だって、玄米が理想的に炊ける火加減や水加減と、白米のそれとは、まったく違います」「玄米の炊ける電気釜で炊いたりする。これは不味《まず》いです。もちろんＩＨ炊飯器もダメ。けっこう美味しいという人がいますが、それは、本当に美味しいものを知らないから。圧力釜で炊いたものとは比較になりません」

それと「玄米菜食にしたらやせた」と不安がるひとがいる。いっぽうで必死になってやせたがるひとがいるのに。これも皮肉です。川竹さんはやさしく言う。「もとの体重にもよりますが、玄米菜食にすると一〇キロや一五キロやせるのはちっとも珍しくありません。私は、もともと太っていたわけではないのに、一四キロやせましたからね。でも必ず下げ止まって、また少し増えます。実は、それはだいたい、その人の二〇歳台前半ころと同じで、これが理想体重なんです」。

●ガンになって本当によかった！

いまは、川竹さんはガン患者に玄米菜食を強くすすめる。それは、自らが体験した素晴らしさを味わって欲しいから。「……私は、肉だ、卵だ、牛乳だという食事をしていた頃は、いつも貧血気味で、しばしば検査に引っかかりました」「ひどい肩凝りもありました。真夏でも靴下をはかないと寝られないほどの冷え性。年に四、五回は風邪をひく。アレルギーと皮膚病。偏頭痛。不眠。尿たんぱくが出る……ああ、思い出すだけで、具合が悪くなりそうです（笑）」。

さらに、川竹さんは日頃から〝クスリ漬け〟だった。「わが家には、私専用の大工道具入れのような大きなプラスチックの薬箱があったのですが、いつもぎっしりでしたね」。

現在の川竹さんは、いつお会いしてもスラリとして、颯爽《さっそう》と笑顔で歩いておられる。しかし、過去の川竹さんの生活ぶりには溜め息が出ます。まるで、別人のライフスタイル。これでは病気にならないほうが不思議です。彼の手記によれば、まさにそのとおり。病気の問屋だったようです。「わが家の健康保険証は、毎年、私の名前で一杯になるほどで、冗談でよく言ってたんです。『俺は、産婦人科以外、全部、征服した』って（笑）。けれど（ガンになって以来）この一六年間、歯医者に数度行っただけ。それもガンになる前に詰めていたものがとれてしまったから。もうすべてにおいて別人です」。

ナルホド……。ここまで、徹底的に人生が変われば、川竹さんが「幸せはガンがくれた」「ガンになってよかった！」と言うのもわかります。まさに、ウェラー・ザン・ウェル！　彼はあらゆるガン患者のかたに、この体験を実感して欲しいと、ねがっているのです。

●手当て法——「毒」を出し「愛」を入れる

玄米菜食についで、川竹流ガン克服術がすすめるのが「手当て法」です（図6）。

これは東洋に古くから伝わる治療法です。「手当て」の最大長所は「人間の健やかな命にとって、もっとも基本的な〈四つの営み〉を活性化できる」こと。それは**1〈入れる〉**、**2〈めぐらせる〉**、**3〈出す〉**、**4〈守る〉**……。

私は二〇代で、世界的なヨガ導師、沖正弘先生から教えを受けた。先生は、黒板にチョーク

図6 手当ては4つの身体の営みを活性化する（同書より）

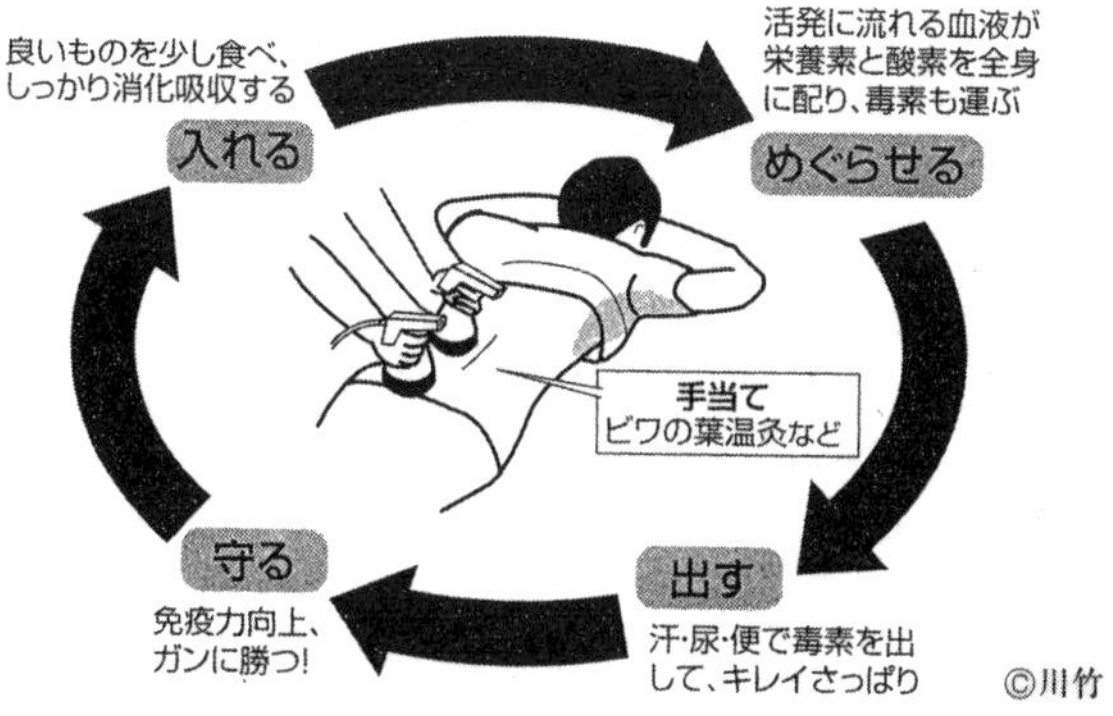
良いものを少し食べ、
しっかり消化吸収する
入れる
活発に流れる血液が
栄養素と酸素を全身
に配り、毒素も運ぶ
めぐらせる
手当て
ビワの葉温灸など
守る
免疫力向上、
ガンに勝つ!
出す
汗・尿・便で毒素を出
して、キレイさっぱり
©川竹

で力強く「IN、OUT」とだけ書いて、黒板を叩きながら「これが命だ！」と大声で言われた。「入れたら、出せ」「出したら、入れろ」。まさに、「手当て術」は、この生命の真理を実践しているのです。

1「良いものを少し食べ、しっかり消化吸収」→2「活発に流れる血液が栄養素と酸素を全身に配り、毒素も運ぶ」→3「汗、尿、便で毒素を出して、キレイさっぱり」→4「免疫力向上、ガンに勝つ」→……。

つまり「1〈入れる〉、2〈めぐらせる〉、3〈出す〉、4〈守る〉……この四つの営みが低下すれば、人は病気になるし、ガンにもなる。でも、ふたたび活発にしてやりさえすれば、仮にどんな末期の状態であっても、健康を取り戻すことができるんです。単純でしょう？簡単でしょう？」（川竹さん）。

●伝承科学の「手当て法」を学ぶ

さて――。その「手当て」の基本はかんたんです。

それは「身体を温める」こと。

安保先生は「ガンを治す方法は三つある」と「笑う」「食事を改める」「身体を温める」をすすめます。〈四つの営み〉が高まるのは「手当て」が身体を「温める」からです。

川竹さんがすすめているのは「市川式」と呼ばれる手当て法です。

▼**ビワの葉温灸**：専用のビワの葉温灸器などによって、ツボや患部を温める。

▼**ビワ葉コンニャク罨法**：肝臓、腎臓あるいは腹の上にビワ生葉を置き、その上に熱湯で茹でたコンニャクをタオルで包んで当てて温める。

▼**全身生姜罨法**《しょうがあんぽう》：生姜《しょうが》の湯に浸して絞った温かいタオルで全身を包む。全身汗びっしょりになり、身体の芯から温まる。

その他、民間伝承の手当て法は、何十種類とあります。これらの伝統医療を初めて見た方は、違和感を覚えるでしょう。まるで、おまじないのように見えるかもしれません。「こんな非科学的なことで治るのかしら？」。それだけ、わたしたちは近代医学により〝洗脳〟されているのです。これら伝統医法は、何百年どころか何千年と継承されてきたのです。

それは、数かぎりない世代を引き継がれて今日にいたります。それだけ、おびただしい〝人体実験〟を経ているのです。効果がなければ消滅したはずです。それが連綿として引き継がれてきたのは、明らかな卓効があるからです。これを伝承科学あるいは体験科学といいます。その叡智《えいち》に勝るものはありません。

●自分が自分を助ける自助療法

このように「ガンの患者学研究所」に出会ったひとたちは、それまでの病院まかせ、医者まかせ、クスリまかせ、の生き方と決別します。『幸せはガンがくれた――心が治した12人の記録』（人間出版）は、自らの力でガンを消滅させた具体的な記録です。

川竹さんのいう「責任をとる」とはつぎの意味です。自らの生き方がガンを生んだ。だから「生き方を変える」そして「ガンを克服する」。

「ガンの患者学研究所」をたずねてくる患者さんの中には「いいお医者さんを、クスリを教えて」とすがってくる方もいる。

本書にも、こんな質問が寄せられている。

Q11：「乳ガンになって五年、医者頼みの患者で一生いかなければならないかと思うと寂しい気持ちです」。

この女性に、川竹さんはこう答えます。

「お気持ちはとてもよく分かります。私も同じような気持ちを持て余していたことがありますから」「その寂しさは、きっと無力感、あるいは自尊心の傷つきといったものではないでしょうか……」

では、どうすればいいのか？　川竹さんは相談者に自助療法をすすめる。

自助療法とは――「玄米菜食や手当てをはじめ、気功・ヨガ・瞑想あるいは、ジョギングや散歩のように、患者さんが自分でできる治療法や健康法の総称です」（川竹さん）。

初めて聞いたという方も多いはず。じつは、川竹さんの造語。なかなかいい言葉だと思います。

●やるほど身体に力がみなぎる

図7のように、巷《ちまた》で行われている〝三大療法〟はグラフ左端のようにガン治療への貢献度はきわめて小さい（それどころかマイナス面が大きい）。その隣が代替療法――。川竹さんは、これらはまだ「患者は受身」という。川竹さんのすすめる自助療法は「食事療法や手当てなどに、患者本人の創意と工夫がこめられて、生きる自信につながる」療法なのです。

一六年前、腎臓ガンで入院していた川竹さんの自尊心はズタズタになっていた。「そんな私を救ってくれたのが、玄米菜食の自助療法でした……」。

腎臓摘出後、再発予防のため食べ始めた玄米食――。「三年以内に脳と肺に転移するだろうと脅かされていたので、なおさらです」。ところが、食べ始めて二週間くらい過ぎたある朝、出勤のためのバス停まで、とても体が軽い。口笛を吹きたい。それほど気分がいい！

「それからというもの、ますます積極的になり、まず早寝早起き。一〇時頃就寝。五時起床を始めました。そして、毎朝の散歩。近くの小学校や中学校で、夜、近所の人たちとバドミ

図７　（同書より）

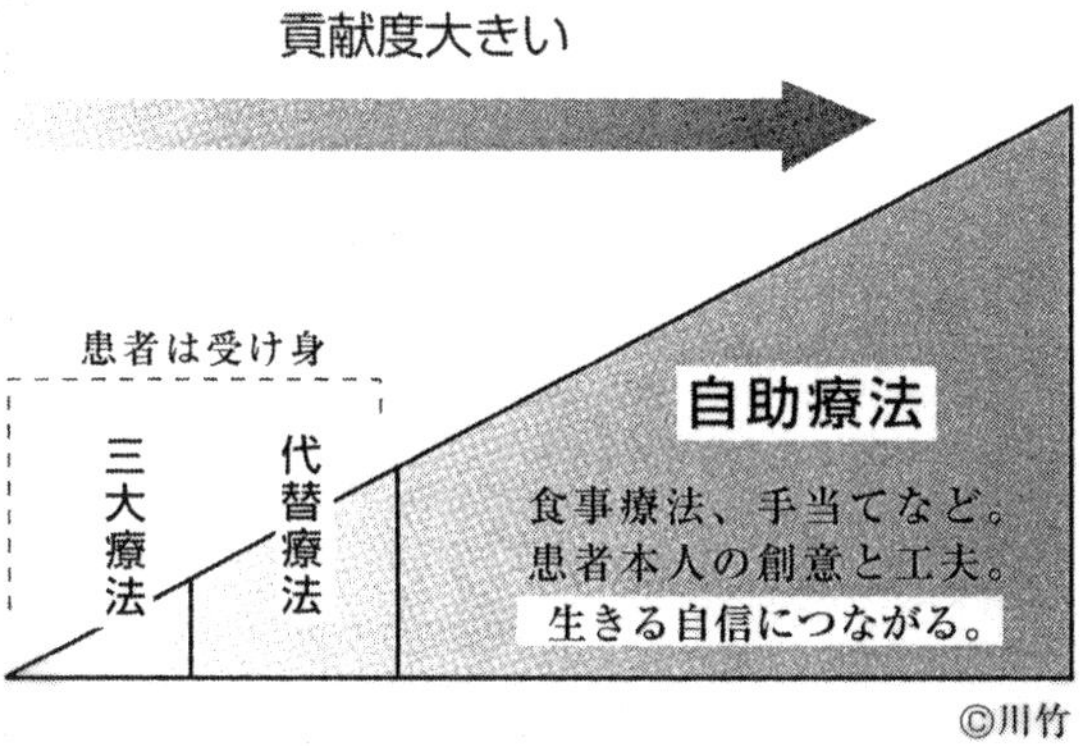

ントンに興じる。定期的な運動もやり始めた。「すると、やればやるほど身体には力がみなぎってくる」（川竹さん）

●「ガン」を治し「人生」を癒す

ガン患者でもあった彼のこれまでの人生そのものが、自助療法のモデルなのです。

その秘訣を明かす。それは凡事徹底《ぼんじてってい》――。平凡な事でも気を抜かず熱心に徹底してやり抜く。「実は『千百人集会』に参加して下さった〈治ったさん〉一二四人のほとんどに共通しているのは、このことです」（川竹さん）

……そして、自助療法は「ガンを治す」だけではない。患者さんの「人生を癒す」のです。

第9章

『ガン絶望から復活した15人』（草思社）

中山武（NPO法人「いずみの会」代表）著
定価一三〇〇円+税

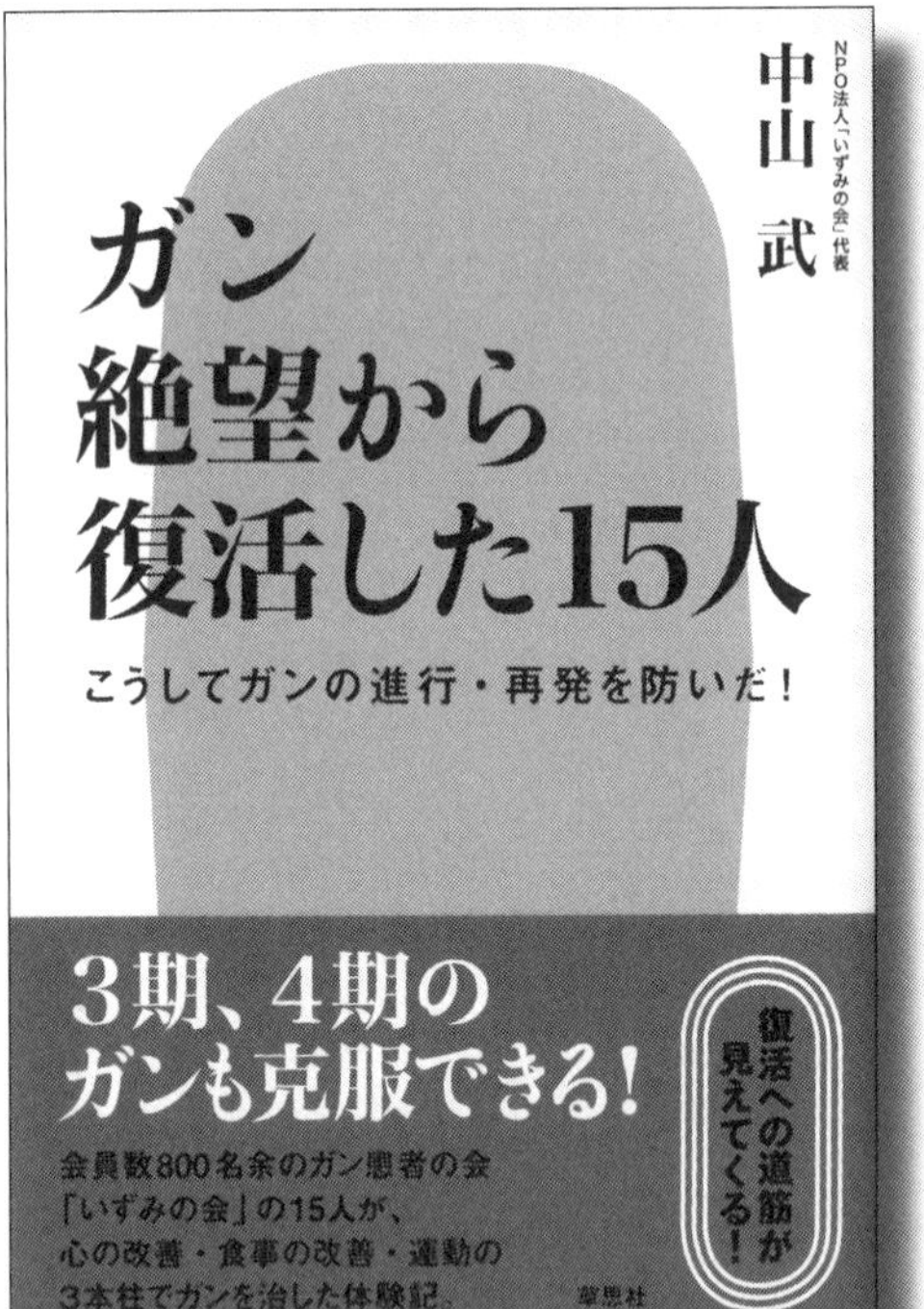

「いずみの会」驚異の生存率95%！　3、4期ガンも克服できる

「病院のガン治療は〝地獄行き〟新幹線……乗ったら降りられない」（中山会長）

●〝地獄〟までノンストップ「のぞみ号」

「船瀬さん、いまの病院のガン治療は〝地獄行き〟新幹線ですワ」

電話で懐かしい「いずみの会」の中山武会長のお声。「……いったん乗せられたら、もう降りられしません。恐ろしいことですわ」。私が「列車は『のぞみ号』ですネ」と応えれば「そうそう、〝地獄〟までノンストップですなぁ」。私も電話口で苦笑。しかし、よくかんがえると笑えぬ恐ろしい話ではある。

げんざい、毎年約一三〇万人ものひとびとが、病院でガン宣告を受けている。そして、これらのひとびとは例外なく、その場で〝地獄行き〟「のぞみ号」の切符を渡される。不安でためらっているばあいではない。ハイ次、ハイ次……と、さまざまな検査、検査……の列に並ばされる。後ろに戻ろうとしても、もう戻れない……！　足下《あしもと》がベルト・コンベアになって、前へ、前へと送られていく。後ろを振り向くと同じガン患者の〝乗客〟たちの列が暗い表情で長く連なっている。前方を見ると「のぞみ号」の改札口があなたを待っている……。

中山武氏。七七歳。二〇年以上前にガンを克服して、すこぶる健康。それが二年近く前に、インフルエンザにかかったという。熱が出たので念のために病院に行った。「すると、検査、検査漬けですわ。あのとき、何も出なかったからよかったが、何か異常な数値がでとったらベルト・コンベアに乗せられてますわ。その先は〝地獄行き〟の新幹線乗り場です」と中山会長。声を潜めて腹の底からおっしゃる。「現代医療はおっそろしいですヨ」。

●①心の改善、②食事の改善、③運動

名古屋、「いずみの会」は会員数約八〇〇名。ガンの患者さんたちの自助会だが、驚異的なのは、その生存率。創設から一〇年間（平均）の年生存率は九五％！

わが目を疑うとは、このこと。「いずみの会」は中高年から高齢者の会員も多い。中山会長にたずねる。「同世代の一般のひとたちより、生存率は高いのでは？」。

「そうなんですわ」と中山会長はニッコリ。「うちの会員さんのほうが、長生きしてます。①心の改善、②食事の改善、③運動――で、ガンは治るし、ついでに糖尿病も高血圧も治ってしまうんですわ。アハハハ……」と愉快そう。

ガン患者の会でありながら生存率九五％という数値。同会の調査を行ってきた名古屋大学医学部もただ驚嘆。これだけの生存率を一〇年間も維持してきたことも奇跡……。なにか秘密のガン治療を「いずみの会」の会員たちは施されているのか、と思いきや。「私どものガンに打ち克つやり方は①心、②食事、③運動の三本柱」と中山会長は胸を張る。「たった、それだけで!?」と、ほとんどのガン患者も医者もあぜんとするだろう。

●まず「ガンは治る」真理に気づく

中山会長は「いちばん大事なのは①心」と言う。「それは『ガンは治る』という真実に気づくこと」。日本中のガン患者の大半は「ガンは治らない」と思い込んでいる。それは、莫大なガン医療利権を牛耳るガン・マフィアによる洗脳の結果です。〝かれら〟は年間約一五兆円もの利権を独占しています。正体は抗ガン剤や放射線装置などのメーカー、さらに病院、医者などなど……の集合体。その本部が国家（厚労省）なのです。

〝かれら〟はガン患者が「ガンは治らない」と怯《おび》えてくれないと困る。そして「治してくれるのは病院やお医者さんしかない」とすがってくるように洗脳しています。医学〝狂育〟の現場では医師を洗脳し、大衆はマスコミ操作によって洗脳します。

医師も患者も「ガンは抗ガン剤、放射線、手術の〝三大療法〟でしか治らない」と信じ込む。マインド・コントロールの完了。こうして約一五兆円ものガン利権を守るため、ガン・マフィアたちは、巧妙かつ狡猾な情報操作をおこなっているのです。

洗脳されたガン患者たちは、次から次に、検査、検査……のベルト・コンベアに乗せて、〝地獄行き〟の新幹線の発着場に導いていけば、それで面倒な操作は終わりです。「のぞみ号」に乗せてしまえば、もうノンストップ。〝地獄〟の終着駅に着くまでに、好き放題の抗ガン剤漬け、放射線責め、さらに手術で斬り放題……。患者ひとりにつき数百万円から千万円近いカネが治療費名目で、マフィアたちの懐に転がりこみます。

●玄米を噛みまくり、体を動かす！

しかし――。「いずみの会」にたどり着いた会員たちは、まさにこのベルト・コンベアから脱出したひとたちなのです。死中に活を求めて〝新幹線〟から飛び下りたひとたち。その瞬間「ガンは治らない」というマインド・コントロールが解けた！

「治らない」と思い込むのと、「治る」と気づくのでは人生は一八〇度違います。やはり「ガンの患者学研究所」（第8章）と、まったく同じです。

②食事は、玄米菜食が中心です。「玄米を噛んで噛んで、噛みまくれ！」。やはり、肉など動物食はやめます。「肉はガンの餌」だから当然でしょう。それはガン治療、ガン療法のイロハです。

③運動は、「動ける体は動かせ！」というあたりまえの養生法。私が師事した沖正弘ヨガ導師もこう喝破された。「運動不足は、緩慢な自殺である」「絶対安静がいちばんいかん」「指一本でも動かせるなら動かせ」「すると全身機能は驚異的に回復する」。これは運動療法の神髄をついています。

人間も動物です。「動物」とは「動く物」という意味です。「動かない」のは「動物としての生命に反する」のです。

「ガンは原因があり、それを取り除けば３期、４期のガンでも治る！　過度のストレス、過食、睡眠不足……」と本書は戒《いまし》める。

●人生を楽しめ、好きなことをやれ！

私は名古屋の「いずみの会」に講演に招かれ、会員の方々にガン治療の誤った現実を話しました。そのとき会場はたびたび爆笑の渦となり、笑顔、笑顔があふれている。まったく愉快なひとときでした。「いずみの会」の驚異の生存率の奇跡を支えるものは、この会員さんたちの明るさかもしれません。中山会長のモットーは「他人の迷惑にならないかぎり、好きなことを何でもやれ！」。「いずみの会」は毎年、ハワイ旅行に出かける。貪欲に人生を楽しもうとする、その前向きの姿勢。それは安保先生がガン治療のもっとも理想とする副交感神経の優位な状態。「快適に過ごせば、ガンは消えていっちゃうんだよ」。温かい言葉が耳に聞こえてきます。「好きなことをやる」「人生を楽しむ」。それを率先して実行してこられたのが中山会長。かつて、ガンと告知されたとき、真っ先にやったこと聞いて、嬉しくなってしまった。「オープンカーを買ったんだよ」。それはカッコいい！「若い頃から欲しかったからね」とニヤリ。「隣に美女を乗せたら最高ですよね」と言えば笑顔でうなずく。「いずみの会」の会報に中山会長のハワイ旅行記。そこで「バンジージャンプを体験した」と喜々として書いておられた。なんという好奇心。なんという前向きの心。つまり、これぞ究極の〝いきがい療法〟。しかし、腹の底から人生を謳歌しようとしている「いずみの会」の会員さんたちには、そんな呼び名も不要だろう。

●「余命半年、生存率三万人に一人!」

さて、約八〇〇人のガン患者さんのリーダー中山会長について、語らねばならない。㈱マルデン代表取締役。八四年に胃ガンが再発。胃の九五％摘出手術を受ける。ところが医師は、中山さんの奥さんに冷酷な告知をする。「スキルス性胃ガンです」「六カ月以内に、必ず再発します」「命が助かる確率は三万人に一人」。

こんな告知を受ければ、ほとんどの患者はショックで寝込んでしまうだろう。恐怖と不安でガンと闘う免疫力（リンパ球数）も激減。こうして医者の〝死刑宣告〟はピタリ的中することになる。ガン医療の悪魔的な実態を知るこちらとしては、もはや喜劇コントの世界。「告知の余命期間にあわせて抗ガン剤を増量していけば「〝狙い〟どおりに患者を地獄に送る」ことすら可能。まさに〝新幹線〟のダイヤは正確なのだ。

だから、クニ（厚労省）は、まず病院で横行している「余命告知」という名の悪魔的〝死刑宣告〟を即刻禁止しなければならない。

中山さんは、この〝死刑宣告〟にショックを受けるどころか「負けてたまるか!」と猛烈に反発した。「なら、生き抜いてやる!」。好きな煙草もスパッとやめた。経営していた会社も整理縮小した。先述のようにスポーツカーも買った。肉類、脂もの、甘い物好きの偏食もピタリとやめた。そして徹底した玄米菜食を始めた。ひと口一〇〇回……。噛んで噛んで噛みまくった。

●前向きに生きよ！「いずみの会」設立

そして、半年が経過……。医者が宣告したスキルス性胃ガンは再発どころか、体調はすこぶる快調。そして五年が経過。再発の兆しどころか、ガンも完全に消え失せた。その頃、中山さんは、とあるガン患者の集まりに出かけた。そして、愕然とする。参加者があまりに暗いのだ。まるで、お通夜か葬式。ついにたまりかねて机を叩いて立ち上がった。

「みなさんたち、私をごらんなさい！　逸見アナを死なせたガンと同じスキルス性胃ガンと診断され、三万人に一人しか助からない、と言われた。だけど、こうして全く元気でいるじゃないですか。もっと、前向きに生きなければだめですよ！」

そのとき、彼は深く考えた。ガン患者をだめにしているのは「ガンは治らない」と思い込んでいる後ろ向きの心なんだ。自分の体験からかれらを救わなければ……！

まさに一念発起――。こうして彼は一九九〇年、ガン患者の会「いずみの会」をスタートさせる。この名は「命のいずみ」からとったことは、いうまでもない。九二年、会長に就任。九九年、ＮＰＯ法人として認可。理事長に就任する。請われて日本ホリスティック医学協会の理事も兼任している。

●毎年平均九五％の会員が生き抜く

中山会長は、医学界を痛烈に批判する。

「……医療界は『ガンは治る時代になった』というが、死亡者の増加は、罹患者《りかんしゃ》の増加とガンの再発・転移の増加を証明しており、とても『治るようになった』とはいえない。病院では、ガンの原因をつかみ、それを排除する治療をしていないので、治らないのは当然の理である。医師はガンを治す自信がなく、ことガンに関してはお手上げの状態といえる。医師の多くは『早期発見・早期治療』を治療の決め手とし、初期ガン以外は『手おくれ』だと考えている。だから手術後、再発・転移があると『治るみこみはない』とあきらめてしまう」（「まえがき」）

「いずみの会」にたどりついた人たちは、まさに難破したガン治療という船から逃れてきた難民ともいえる。「もう切っても意味がない」「打つ手がなくなった」「余命宣告された」そんな患者さんたちが希望の島にたどりついた。

「……それでも、毎年平均九五％の人が生き抜いているのだ。なぜか。それは医師に頼らず、患者さん自身が『心と体質の改善』に努力し、ガンを退縮させ、再発・転移を防いでいるからである。以前より健康にさえなっている」（同）

●見よ！　重症ガンから復活一五人の記録

本書『ガン絶望から復活した15人』には、中山会長を含めて、そんな一五名が登場し、いかにガンと闘って、克服したか、貴重な体験記録が綴られている。それは、読者に大きな感動と希望をあたえることは、まちがいない。

「これらの方々は、いずれもたいへんな努力を重ねて、重症のガンから復活している。その経験は、まちがいなく全国のガン患者さんの『生存』に役立つと確信している」（中山会長）

１：手術できない４期ガンから生還……中岡弥典《やすけ》さん（七五歳）――前立腺ガン・４期、全身の骨転移、各部リンパ節転移。

（＊４期：手術・抗ガン剤・放射線をしても効果がないほど症状が進行している状態）

――「えらいこっちゃ！」。八方手をつくしていたとき偶然、手にした新聞で「いずみの会一〇周年記念大会」の記事を見た。とりあえず参加してみよう。これが転機で命を救った。中山会長の「勝ち抜く」「生き抜く」「死んでたまるか！」という言葉に励まされる。中山会長の直接指導で玄米菜食など〝三本柱〟を実行。「中岡さんは４期ガンから脱し、七年が経過した」（中山会長）。中岡さんはよく笑う。モットーは「怒《おこ》らず、怖《おそ》れず、悲しまず、正直、親切、愉快に。これを一つ一つきちんと実践していきます」。

2：六センチのガンが消えた！……加藤奈美子さん（六五歳）――横行結腸ガン、肝臓ガン転移、余命八カ月。

――五六歳のときに結腸ガンがみつかる。転移した肝臓ガンは手遅れで手術できず。医師は余命八カ月とみていた。抗ガン剤治療の副作用に苦しむ。そのとき「いずみの会」の会報に出会い、抗ガン剤を中断。入会し、玄米菜食を開始。心の改善方法を習い、ビワ温灸を始め、ウォーキングなど運動の大切さを知る。ヨガも始め、旅行も楽しむ。家族でハワイ旅行にも行った。自分がガンになった七つの原因をチェック。それを改善する努力を続けた。三年後、加藤さんの肝臓ガンは消えた……！　六センチもあったガンの塊が消滅。驚愕して医師がたずねた。「加藤さん、何かやってるの？」。

3：心の転換に徹して肝臓ガン転移を克服……今井雅意《まさい》さん（六九歳）――直腸ガン・3期、肝臓ガン転移。

――五四歳のときに3期の直腸ガンがみつかり手術。ガン再発の不安で「お先真っ暗」に。半年後に肝臓ガンに。偶然みた新聞で「いずみの会」を知り、救われた気分になる。海岸まで散歩。朝日を浴びて体操、深呼吸。朝日が健康にしてくれるイメージで好きな民謡を謡う。暴飲暴食もピタリとやめた。酒もタバコもやめた。夜、眠れないときは瞑想した。

そして3期の直腸ガン手術から一五年、ガンはとっくに完治し健康な日々を送っている。

4：ストレスをなくしただけで激痛もガンも消滅……伊藤勇さん（七六歳）——前立腺ガン・4期、余命三カ月。

——会社社長だった伊藤さんは六五歳のとき、いきなり「末期ガンで余命三カ月」と宣告された。「前立腺ガンが腰、骨髄、肝臓にも転移している」という。肝臓ガンは七センチもあった。「三カ月なら会社整理もできる」とガンに感謝することにした。このプラス思考がよい方向に働いた。会社整理しても「死なない！」。この頃、「いずみの会」に入会。ハワイ旅行に誘われる。旅行中は毎日笑いっぱなし。五カ月で〝痛み〟は完全に消えていた。この頃から旅行がやみつきになる。外国は五カ国以上。国内の温泉地も楽しんだ。六年後、レントゲンを撮ると七センチもあったガン腫は完全に消え失せていた！

5：噛んで噛んで、噛みまくり……黒田鈴子さん（七〇歳）——胃ガン・七×八センチ、食道ガン。

——看護師だった五〇歳で胃ガンがみつかる。胃を全摘手術。その後、医師は無断で抗ガン剤を投与。食事療法の会で中山さんと出会う。そこで胃がないけど「噛んで噛んで、噛みまくる」玄米菜食療法を実行した。そして……「もう私の人生は終わりだ」と思ったガン手術から二〇年が経過した。「黒田さんの努力の勝利だった」（中山会長）。黒田さんは「いずみの会」

発足にも中山さんを支える力となった。

6：ガンが枯死！　驚異の尿療法……平野みね子さん（七八歳）――胃ガン、大腸ガン転移。

――六〇歳のとき市の健診で胃ガンがみつかり、二カ月後に大腸ガンも。胃の三分の二を切除した。かつてより中山会長と知り合い。その縁で玄米菜食を始める。一年後、大腸ガン手術をした医師は驚く。「親指ほどもあった大きなガンが、縮んで『枯死』していた。二つの小さなガンも消えていた！」。医師は「手術する必要はなかった」と言う。ガン細胞が枯死した理由は、玄米菜食とあわせてやった尿療法だった。「医者にないしょで飲んでた。あっははは」。以来一八年、みね子さんの尿療法は続いている。

奇妙にみえるこの療法も「世界が注目している」という。九六歳の俳優、森繁久弥さんも実践していることで知られる。中山会長も体験し、その効能を確信しているという。

7：五年生存率二〇％から一一年……鈴木京子さん（仮名、五五歳）――卵巣ガン・3期、腹膜に転移。

――四四歳のとき卵巣ガンが見つかる。すでに3期で手術をしても五年生存率は二〇％。抗ガン剤治療で吐き気、強い倦怠感に苦しむ。抗ガン剤が六クール目に入ったとき偶然に新聞で「いずみの会」を知る。会場に参加。目が覚める光景を見た。「一〇〇人近い患者さんたちが、非常に明るくて元気なのに驚きました」。抗ガン剤を止め、「松井病院・食養科」に入院して厳しい体質改善食を実践。「いずみの会」のハワイ旅行にも参加。楽しさ、好奇心の大切さを実感する。こうして、白砂糖の偏食、うつ、冷え性からも解放された。

８：三度のガン、三度の手術を乗り越えて……神崎宏夫さん（六〇歳）――下咽頭ガン・３期、中咽頭ガン転移、食道ガン転移。

――五四歳のとき下咽頭ガン・３期がみつかった。手術、放射線照射したが、翌年には中咽頭ガンに転移。これも手術したが、半年後には食道にガン転移。インターネットで必死に検索して横浜の「ガンの患者学研究所」を知る。「その研究所の代表は、川竹文夫氏で、『いずみの会』でも親しく交流させてもらっている人である。ガン治療の理論や方法がほぼ同じで、ときどき『いずみの会』の講師にも来ていただいている」（中山会長）。

同研究所のＨＰに励まされた。東京の病院で放射線、抗ガン剤、手術……と治療を受けた。しかし、なんども転移……手術……転移と繰り返した。入院中、同室の患者さんから「名古屋に『いずみの会』というすごい会があるんだよ」と聞いた。その一言が、彼を救った。

９：家族の愛情でガンの恐怖を克服……飯田貴美子さん（五一歳）――大腸ガン・八×六センチ。

——四七歳のとき大腸ガンがみつかった。八×六センチものガンで腸を切除した。入院中、偶然テレビで「いずみの会」のことを知った。原因は、一日四食、人の二倍は食べ、よく噛まずに早食いしたこと。ストレスを「食べる」ことで癒していた。「いずみの会」に入会。食養内科の二年間の養生で体重は一〇キロ減った。つるつるしたピンク色の顔色になった。手術から四年、腫瘍マーカーも良好。再発もなくきわめて健康である。

10：B型肝炎も治った！……高橋誠さん（仮名　六〇歳）——肝臓ガン・ピンポン玉大、B型肝炎。

——五四歳のときに肝臓ガンが発見される。ピンポン玉大。肝臓の四分の一を手術で切除。持病のB型肝炎により「高率で再発が起きる」という。看護の奥さんがまず「いずみの会」のことを知った。「主人はお肉ばっかりで、野菜をぜんぜん食べなかったんですよ」（奥さん）そして、入院中、病院にわからないようこっそり隠れて玄米菜食を実行した。それから三年、食養療法を徹底的に実践。ついにガンも再発せずB型肝炎も完治してしまった！

11：余命一〜二年から一七年経過……沢木正男さん（八一歳）——進行性大腸ガン・4期、余命一〜二年。

——社長業だった六四歳のとき進行性大腸ガンがみつかる。医者は「すでに4期で手遅れ。

余命一〜二年」と宣告された。抗ガン剤を拒絶すると「よその病院に行ってください」と追い出された。なんどか、同じ問答をくりかえし、ある病院に入院。四年間、ある団体がすすめる食事療法で体重八七キロが五五キロまで落ちた。サプリメント（体内物質）を加えて体調が向上した。酒もタバコも仕事もやめた。こうして手術から一七年が経過。むろん余命一〜二年は、とっくに過ぎている。

12：玄米菜食と散歩のおかげで……内山雄次さん（七四歳）――上行結腸ガン・３期、肝臓ガン転移。

――六九歳のときに上行結腸ガン・３期がみつかる。抗ガン剤治療で、さらに肝臓に転移した。肝臓の大半を切り取る大手術。退院後、「いずみの会」をたずねる。たまに目にした新聞記事がきっかけだった。好物は「赤身の魚、卵、乳製品、甘いもの、果物」「野菜は苦手で食べない。おやつは毎日菓子類を食べた」。これが高脂血症、高血圧症のひきがねとなっていた。中山会長の指導で「焦らない」「怖れない」「慌てない」を心がける。嫌いだった人参ジュースも積極的に飲むように。こうして肝臓手術から五年経過。ガンも消えて、高脂血症など他の病気も治ってしまった。

13：気迫で抗ガン剤治療を乗り切る……山田東一郎さん（七〇歳）――中咽頭ガン・３期。

――六八歳のとき中咽頭ガン・3期を発病。一・五×六センチの大きさだった。咽頭ガン手術は顔が歪んで直視できない状態になる。手術を必死で拒絶した。そのとき中山会長の著書『論より証拠のガン克服術』（草思社）に出会う。この一冊が生死を分けた。名古屋に飛んだ山田さんは中山会長に面会を求め、その場で入会。医師も驚くほどガンは悪化していた。強烈抗ガン剤と強い放射線にも耐えてきた。そのガンも消えていった。「強い気迫が勝ったのだろう」と中山会長。その後、玄米菜食で治療の後遺症も癒えていった。

14：ただいま進行性胃ガンが退縮中……松本晴美さん（仮名三四歳）――進行性（スキルス性）胃ガン・3〜4期、余命六カ月。

――ガン発見から一年四カ月。まだ「復活」したとは断定できない。しかし、「彼女のガンに向かう姿が素晴らしいので紹介したい」（中山会長）。

三三歳のとき進行性（スキルス性）胃ガンがみつかる。すでに3〜4期まで進行。余命六カ月と言われた。二九歳のときの離婚の心痛から発病したようだ。医者は緊急手術をすすめる。父親が書店で中山会長の本に出会う。松本さんは一気に読み終え、「いずみの会」に電話。玄米菜食はガン発見の二日後から始めた。肉、脂物、果物、甘いもの、辛いものをキッパリやめた。一食に一時間半かけ、よくよく噛んで食べた。運動、ビワ温灸、ヨガ、ウォーキング。尿療法にもとりくむ。医者は「腹水が出ている。手術しても無意味。余命六カ月」と宣告。しかし、「いずみの会」の療法に没頭した。……そして腹水が消えた。さらに、ガンが縮小を始めた！ そして余命六カ月どころか一年以上をクリア。体重も一〇キロ減った。「娘が結婚して孫ができるまで生きたい。がんばらなきゃ……」。

15：生存率三万人に一人から復活……中山武会長――有転移進行性（スキルス性）胃ガン。

――最後は、中山会長自身の体験記録。まず五〇歳のとき初期の胃ガンがみつかった。入院先の医師は何度も手術をすすめる。当時「ビタミン療法がガンに効く」というので、それを試したかった。ところが医師は怒る。「そんな食べ物や、わけのわからん薬でガンが治ると思っておるのか！ その医師はペテン師だぞ。あんたはタワケとちがうか。バカもんじゃ」。手術の前日にタクシーを呼んで、脱走。ビタミン療法等で一年後には「異常なし」に。そこで、楽観してしまった。食事も自己流。甘いもの。煙草。仕事……そして、三年後。胃ガンは一円玉大に再発してしまった。それがわずか三〜四カ月で四センチ大に。

医師は奥さんに「ガンは全身に飛び散っています。まちがいなく六カ月以内に転移します」「治る確率は三万人に一人」と告げた。それを知った中山さんは「これは絶対に死なない」と腹をくくった。彼は東洋医学に活路を求めた。『食養内科』が出す玄米と野菜中心の食事を、噛みまくった」……「三年たってもガンの再発はなかった。逆に私は健康になった。顔色がよくなり、身が軽くなり、快眠、快食、快便となった。四年すぎたあたりから、仕事もできるようになった……」。
検査に行ったとき医師は叫んだ。「どうなっているんだ！　ガンが消えている」。

●患者さんへの深い情愛と励まし

この『ガン絶望から復活した15人』は、たんなる闘病と完治の記録ではない。

読み進めて感心するのは中山会長が、各々のかたの症例から、きわめて適切、明快な「解説」を加えられていることだ。たとえば「心と体のマイナス要因の改めかた」（三三頁）。「砂糖はなぜよくないか？」（三五頁）、「なぜ肉や脂ものがよくないか？」（五〇頁）。「よく噛むことの意味」（八三頁）、「尿療法はなぜ効果があるか」（九〇頁）。「冷え性とガンの関係」（一一〇頁）……など。

これらは、箇条書きにするなど、懇切でわかりやすい。ガンを克服するためにも、非常にたいせつな知識だ。また巻末には、患者さんの食事療法についての質問にも、ていねいに答えておられる。さらに、ここに登場された一四人の患者さん、ひとりひとりに、じつに中山会長は親身になってアドバイスと指導を行っておられる。その温かいおもいやりと、お人柄が読むものにも伝わってくる。ガン患者さんにたいする深い情愛と励まし。ガンに悩んでおられるかたが、この本を手にとれば、その愛情がしみいるようにわかるでしょう。

あらゆるガン患者に手にとってほしい。これは、そんな救いの一冊です。

■問い合わせ 「いずみの会」事務局 〒454−0815 名古屋市中川区長良町2−58
Tel：052−363−5511 Fax：052−362−1798▼受付時間：午前10時30分〜午後4時30分（水・木・日・祭は休み）

第10章
『病院に行かずに「治す」ガン療法』
——ひとりでできる「自然療法」

（花伝社）

船瀬俊介著
定価一八〇〇円＋税

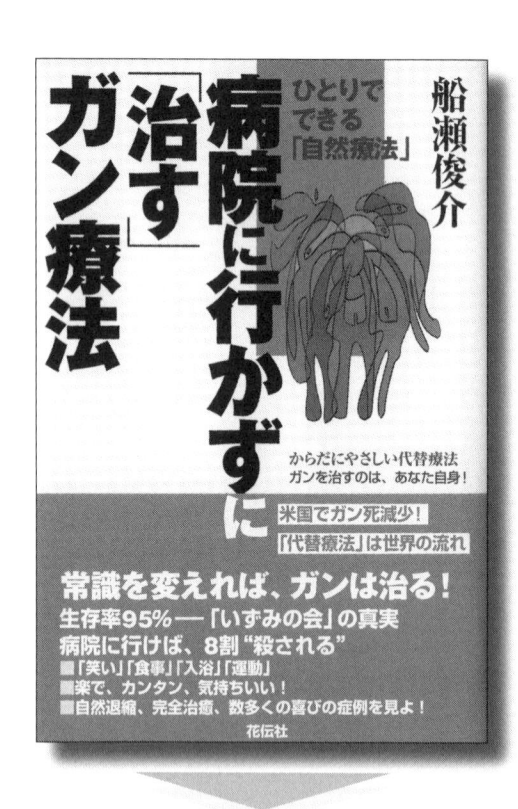

米国でガン死が減っている！　「自然療法」は世界の流れです

●米ガン患者四〜六割が代替療法

「ガン患者、多くが代替療法——米で調査。『祈り』や『サプリメント』」（『朝日新聞』２００８／８／15）

アメリカではガン死亡者が急激に減っています。毎年、数千人単位でガン死が減少しているのです。それは一九九〇年、ＯＴＡリポートから始まった現象です。この米国議会ガン問題調査委員会（ＯＴＡ）は、それまでアメリカ医学界で主流だったガン〝三大療法〟（抗ガン剤、放射線、手術）よりも、食事療法、心理療法、運動療法……などの代替療法のほうが、はるかに効果があることを、公式に認めたのです。それは〝三大療法〟を「ほぼ無効」と断定する厳しいものでした。同リポートは七〇年来の対ガン戦争の〝敗北宣言〟といわれています。

『朝日新聞』（前出）の報道によれば「米国のガン患者の四〜六割ほどが、『祈り』や『サプリメント』といった『補完代替療法』を試している」のです（米ガン学会報告）。それは、ガンと診断されたアメリカ市民が一〇〜二四カ月の間に、どのような療法を選択したかを調査したもの。その結果……「祈り・霊的体験を試した」（六一％）、「気功などリラクゼーション」（四〇％以上）、さらに「宗教的癒し」（四〇％以上）、「サプリメント」（四〇％以上）……（三一三九人回答・重複）。

現在のアメリカでは、これほど多数のガン患者が、代替療法を実践しているのです。あなたは、おどろかれたでしょう。

これら代替療法を実践する傾向にあったのは、とりわけ高学歴、高収入のひとびとでした。さらに女性、若者が多く療法に参加しています。

●英国「手かざし治療」が保険に！

抗ガン剤・放射線・手術から、からだにやさしい代替療法へ——。それは、現代世界の大きな流れです。「イギリスでは、すでに『手かざし療法』が保険で認められている」。耳を疑うような情報も飛び込んできます。「手かざし療法」とは、太古から人類が行ってきた療法です。特殊な能力を持つ治療師《ヒーラー》が患者に手をかざして、手のひらで病巣を感知し、さらに、手から「気」（バイタル・フォース）を送ることで患部を癒す治療法です。

「そりゃ、迷信だ！」。近代医学で洗脳された現代人は叫ぶでしょう。ところが、それが医療保険の適用を受ける。英国政府は、その医学的効用をはっきり認めたからに他なりません。

英語で〝レイキ・ヒーリング〟と呼ばれ、大正時代に日本で生まれた〝手当て療法〟がルーツ。〝レイキ〟の語源は日本語の〝霊気〟で、権威ある辞書にも載っている。「魂（気）のバランスを整える」効能が公式に認められ医療保険が適用される。神経・精神系の専門レイキ・ヒーラーが存在し、病院内で霊気ヒーリングを受けることができる。欧米等では保険適用する国が近年、増えており、その先進ぶりに感嘆する。〝レイキ・ヒーリング〟が行われている国は英国の他、アメリカ、カナダ、ドイツ、オーストラリアからシンガポール、インドにまでおよぶ。一方、日本では〝手当て療法〟は〝迷信〟と断罪され最高裁判決でも詐欺行為として退けられている。この彼我のなんたる違い……！

ロバート・ベッカー博士（前出）は、手当て療法のメカニズムについてこう推察しています。「治療師《ヒーラー》の手のひらからは赤外線など多種のエネルギー波動が放射されている。治療師《ヒーラー》は患部から反射してくるエネルギー波を手のひらで感知して病巣の存在を知り、かつ治療するのだろう。これはＭＲＩ（磁気共鳴映像装置）と同じ原理である」。ノーベル医学・生理学賞に二度ノミネートされた大学者の説は重い。

●最新〝スピリチュアル・キュア〟

私もある女性治療師《ヒーラー》の診断を体験してみた。四〇歳前後と思える小柄な日本人女性。背中に手を当てられると、その部分が驚くほど〝熱い〟。まるでアイロンを当てられているかのよう。身体のなかに、その〝熱さ〟が心地好く浸透していく。「これなら病気は治るな！」と実感した。ガンをはじめ、あらゆる病巣は温度が低い。血行障害を起こし血流が滞っているためだ。その女性にたずねると「手のひらで周囲より温度の低い箇所がわかる」という。なるほど……それで弱っている臓器等が感知できるわけだ。そこに手のひらから〝熱〟を送り込む。それは遠赤外線などの「気」エネルギー。〝熱〟を得て血行などが改善して患部は治癒していく。ガンなど、ほとんどの病気は温熱によって消えていく。「手かざし療法」も解明すれば、じつに科学的療法であることがよくわかる。先入観だけで「呪術だ」「迷信だ」などの偏見をもつのが、いかに誤りであるかことか……。

英国政府も、この人類太古から伝わる伝統療法に科学的な御墨付きをあたえたのであろう。アメリカ医学界も、これら〝スピリチュアル〟な治療法を公式に認めつつある。

頭を抱えているのが日本の医学界や厚労省。〝スピリチュアル・キュア〟をどう訳していいのか、困り果てているという。霊的療法？　精神療法？　霊感治療！……。

しかし、「心」が「病」を癒すのは、もはや世界の医学常識となった。

旧態依然の医療利権にガンジガラメとなった日本の医学界には、これら世界の最新トレンドを理解する気力も能力もない。これまで医者が患者を見捨ててきた。しかし、これからは患者が医者を見捨てる時代となるのです。

ちなみにドイツでも代替療法への保険適用が進んでおり、患者が希望する代替療法に医療保険が適用される（期間は三週間以内）。たとえば森林浴でも費用は医療保険から支払われる。さしずめ温泉湯治に保険が効くようなもの。日本でも民主党はガンの代替療法等に保険適用する方針を打ち出している。二〇〇八年三月五日、「統合医療を推進する議員の会」の設立総会を開催。それまでの「代替療法を考える有志の会」を拡大発展させたもの。八八名の民主党議員が名を連ねている。だから、政権交代は必要なのだ。

●「心」「食」「生活」で治癒する

さて、これら代替療法と――①抗ガン剤、②放射線、③手術の〝三大療法〟とは根本的に異なります。〝三大療法〟は、ガンを「敵」とみなします。それを、抗ガン剤の〝毒〟、放射線の〝害〟、手術の〝メス〟で攻撃する。「ガンを叩く」と医者は言います。まさに、そのとおり。しかし、ガンにも生存本能があります。ガンも叩けば牙をむいてかかってくる。反抗ガン剤遺伝子（ADG）によるガンの兇暴化などその典型でしょう。

また、抗ガン剤の〝毒〟はガン細胞だけでなく、患者の全身細胞まで総攻撃してしまう。さらに抗ガン剤はガン細胞は殺せず、ガン細胞を攻撃する味方の兵隊NK細胞を全滅させる。これでは抗ガン剤はガンの〝応援剤〟。こうして抗ガン剤を打つほどに、ガンは兇暴化、増大化していく。抗ガン剤の正体は恐ろしい〝増ガン剤〟であることに子どもでも気づくだろう。こんなカンタンなことを理解できない医者が多すぎる。

放射線療法は、免疫細胞を殲滅《せんめつ》させる作用は抗ガン剤より酷《ひど》い。手術も弱った患者にあたえるストレスは重い。やはり、回復する免疫力を殺ぎます。

このように〝三大療法〟の最大欠陥は、患者に備わった自然治癒力（NK細胞等）を激減させ、ガンと闘う自らの力を殺してしまうこと。

「代替療法は一八〇度ちがいます。それは『心』『食』『生活』などの改善で自然治癒力を高めます。NK細胞を増やし、活性化させて、そのはたらきでガンを自然退縮から自然消滅させ

るのです」（本書）

●「ガン細胞無限増殖論」の嘘

……そもそも、現代医学のガン理論は、根底からまちがっています。まちがった理論の上にいくら枝や葉っぱをつないでも大本の根幹がまちがっている。だから、どこまでいってもまちがったまま……。そこにあるのは壮大な悲喜劇でしかない。

「ガンの患者学研究所」代表の川竹文夫氏はこう指摘する。

「まず、医学の大前提からまちがい。『ガン細胞は無限増殖し、宿主（患者）を殺すまで増殖しつづける』という、約一五〇年も昔のドイツの血液生理学者〝ウィルヒョウ学説〟が、いまだ医学教科書の一ページにある。人間の体内には毎日約五〇〇〇個ものガン細胞が産まれており、〝ウィルヒョウ説〟が正しいなら、人類は一〇〇万年以上も昔にとっくに絶滅しています」（川竹氏）。まさに、そのとおり。「ガン細胞無限増殖論」を唱えたこの学者は、ガン細胞を攻撃する免疫細胞（NK細胞など）の存在すら知らなかった！　NK細胞の発見は約三〇年前。東北大学の千頭《せんどう》博士らによる。NK細胞を知らなかった〝ウィルヒョウ説〟は根本的に誤りである。なら現代医学はこの誤った理論を即刻排除して、NK細胞がガン細胞攻撃の主役であるという〝千頭《せんどう》学説〟を採用すべきであった。

しかし、なぜか〝千頭《せんどう》学説〟は黙殺。いまだカビの生えた「ガン細胞無限増殖論」を医学教科書の筆頭に麗々しく掲げている。なぜか……？

●悪辣な〝ヴィルヒョウの呪い〟

莫大なガン利権にとってNK細胞によってガンが自然に治る……という真実が、国民に明らかになることは極めて困る。これは「自然治癒力でガンが治る」ことを意味する。「ガンは自然に治っていく」。この真実は絶対に隠蔽《いんぺい》しなければならない。

なぜなら、〝かれら〟にとってガンを治すのは、抗ガン剤、放射線、手術でないと困るのだ。だからNK細胞を黙殺し、〝ヴィルヒョウ学説〟をいまだ金科玉条《きんかぎょくじょう》として掲げ続ける。川竹文夫さんは、これを〝ヴィルヒョウの呪い〟と呼ぶ。

「最初のガン理論がまちがっている。だから、後のすべてがまちがってくる」（川竹さん）

私は本書で川竹さんを称えた。「じつに明快。まさに一刀両断――」。その川竹説に反論できるガン学者は、世界に一人もいないでしょう」。

情けなくて不思議でしょうがない。こんな、だれでもわかる現代医学の根本的まちがいを、一人の市民であり患者である川竹さんが指摘するまで、医学界でだれ一人問題にしてこなかった……という奇妙な事実。川竹さんは一介の素人である。それでも、明快にこの誤謬《ごびゅう》に気づいた。なぜ、医学界でこの致命的過ちを指摘する声があがらなかったのか？

いや、あげられなかったのです。そこに根底的な現代医学の悪魔的ファッショ体質をみます。

その世界では「真実を語る」ものは巧妙に圧殺されるのです。

かくして、日本中の病院はすべて、この〝ヴィルヒョウの呪い〟にいまだ呪縛されているのです。

●「病院に行かず」治す二大グループ

この本のタイトル「病院に行かず」に目がとまったかたも多いでしょう。

これがガン治療の出発点です。あなたが病院に行ったら、その時点でアウト。いまの病院は〝三大療法〟以外はやりません。やれません。つまり、あなたが病院のベッドに横になる……ということは、〝地獄行き〟新幹線乗り場へのベルト・コンベアに乗せられたのと同じ。あとは自動的に「のぞみ号」の乗客にされてしまいます。ノンストップの超高速。もはや、飛び降りることも難しい。「病院に行かずにガンが治るの？」。ちがいます。「病院に行くからガンは治らない」のです。

「病院に行かないでガンを治している人たちがいるの？」。います。驚くほど多くのひとたちが自らの力でガンを治しています。あなたが知らなかったのはマスコミが、そのような情報を隠しているからです。マスメディアは製薬メーカーなどスポンサー巨大企業に支配されている。この冷厳な事実に気づいて下さい。

この本では病院に行かずにガンを治したひとびとの二つのグループを紹介しています。

「ガンの患者学研究所」（川竹文夫代表）と「いずみの会」（中山武会長）です。

私は、この二つのガン患者の会に市民の底力を感じます。川竹さん、中山さん、お二人のリーダーの人格、情熱、優しさに深い敬意を抱きます。

「笑い」「食養」「運動」「入浴」…カンタン、気持ちいい

『病院に行かずに「治す」ガン療法』の内容をかんたんに説明しましょう。どれも、じつにカンタンで、楽しく、気持ちいい〝療法〟であることに気づくでしょう。まさに、あなたは、どの療法でも天国のような心地好さを感じるはずです。いっぽう、病院でおこなわれているガン治療……抗ガン剤、放射線、手術は、どれも生き地獄そのもの。あたりまえです。それは〝殺す〟ための療法だからです。医者はいいます。ガンを〝殺す〟か、患者が〝死ぬ〟か……がまんくらべ。ちがいます。ガンも患者も〝殺す〟のです。あるいはガンだけが凶暴化して、患者の全身を喰い尽くします。患者は死の瞬間まで苦悶にさいなまれます。さて、あなたは、以下の〝天国〟と病院の〝地獄〟……どちらを、えらびますか？

1章 「ガンの患者学研究所」――あなたの心が治す
……「治る！」励まし合いで〈治ったさん〉続出

●完治させた〈治ったさん〉に学ぶ

ＮＨＫディレクターだった川竹さんが製作した番組『人間はなぜ治るのか』は放映直後から、全国から凄まじい反響が怒濤のように寄せられた。「ガンって本当に治るんですね！」。

彼は胸にひらめいた。「ガンが治りにくいのは『治らない』と思い込んでいる誤った〝信念〟のためだ！」。医師、マスコミ、家族、患者本人ですら「ガンは死病」と思いこんでいる。「……かれらによって十重二十重《とえはたえ》に塗り込められ、固められた誤った〝信念〟……」。さらに、かれらはガンを治してくれるのは「抗ガン剤、放射線、手術しかない」という洗脳された〝信念〟を植え付けられている。まさにダブルのかんちがい。

しかし、現実には「病院に行かず」自らの意志と行動で、ガンを退縮させ自然消滅させた患者さんたちが数多く存在する。

川竹さんは、この誤った〝信念〟を、「治る」という正しい〝信念〟に変えればガンは治ると確信する。そこから、ガンを完全治癒にみちびく「川竹理論」が構築されていく。

それは最初の著書『幸せはガンがくれた』（創元社）にくわしい。必読です！

川竹さんたち「ガンの患者学研究所」の基本は、ガンを自ら完治させた〈治ったさん〉に学ぶ、というもの。さらに、できるだけ多くのガン患者さんを救う。そのための小冊子『すべては、あなたが治るために』を配布。それも「一二八万人のガン患者に〝無料で！〟届ける」をスローガンに。副題は「ガンをはねのけ生き抜く力」。かれらのヒューマンな不退転の決意に圧倒されます。

■問い合わせ：「ガンの患者学研究所」：〒227―0033　横浜市青葉区鴨志田町569―1―17―105　☎045―962―7466　FAX045―962―2116

2章　「ガン・完全治癒の法則」――ビデオ、川竹理論
……初めて知る真理。そしてわき起こる勇気と希望

「ガンの患者学研究所」には、完全治癒例が七〇〇例以上よせられています。

これら完治例を踏まえて完成した「川竹理論」が「ガン・完全治癒の法則」（ビデオ、三巻）です。■第1巻：「よく知れば、ガンは決して怖くない」（まちがいガン常識／原因を除けばガンは治る／治す三本柱／骨折も治る。ガンも治る）、■第2巻：「このようにして、ガンは治る」（再発予防モデル／治すライフスタイル／治す豊かな食事／生命の鎖／変わる世界のガン治療）■第3巻：「心の力が、あなたを治す」（スイッチ・オン／ストレス／家族の応援／健康観／心の治癒力／以前より健康／完治三種の神器）。＊三種の神器とは、テコの応用です。支点（信念）、テコ（知識）、圧力（行動）の三つ。

3章　「笑いの療法」――「さあ！笑おう」最大の妙法
……笑えばガンを攻撃するNK細胞が六倍も増える

安保教授のガンを治す三つの方法は「笑う」「自然食」「温める」。全世界で「笑い」の持つ驚異的な医療効能がみなおされています。そして、治療現場に「笑い」を取り入れる動きが急速に広まっています。はやくいえば、ガンを治す最大パワーは「笑う」ことなのです（拙著『笑いの免疫学』花伝社、参照）。

4章　「温熱療法」――お風呂だ！温泉だ！温まろう！
……ポカポカ！からだを温めればガンも治る

ガン代替療法のひとつに「温熱療法」（ハイパー・サーミア）があります。昔からいわれる「冷えは万病のもと」は真実。ガン細胞も低体温を好みます。ぎゃくにガン細胞は高温に弱い。三九・六℃以上では全滅します。病原菌やウィルスなども高熱に弱い。だから「発熱」は自然治癒力のあらわれです。「温熱療法」をよく理解できる好書が『「体を温める」と病気は必ず治る』（石原結實《ゆうみ》医師著、三笠書房）。

冷えは血行を悪くし、汚血を生じ、病巣となり、ガンや他の病気をひきおこす。まさに「冷えは万病のもと」。病院に行く前に、温泉にいこう！

5章 「自然療法」――〝自然〟こそ最高の妙薬だ
……ガン自然療法への流れは米国OTAリポートから始まった

野生動物にはガンも心臓病も糖尿病もうつもノイローゼもない。なぜか？ かれらは大自然（神）が与えてくれた生き方（本能）にしたがって生きているからだ。だから自然の理（ことわり）にかなった生き方を、無意識のうちに行っている。「空を飛ぶ鳥は明日のことを思い煩わない」これは『聖書』の詞（ことば）。いっぽうで「人間ほど病気をする動物はいない」。これは、人間の生き方が自然に反しているから。「自然療法」とは〝自然〟こそ最高の妙薬！という原点に帰った療法です。

その原点は「医・食・住」を改めること。「医者と薬とファストフードをやめろ！」。ケヴィン・トルドー氏の主張は、まさに「自然療法」のスタートなのです。

6章 「菜食療法」――脱肉食こそガン治療の原点
……肉はガンの餌。大腸ガン・乳ガン死は四倍

「食事療法」とは「菜食療法」のことです。もはや肉食、動物食に対してベジタリズム（菜食）の優位は決定的。そもそも近代栄養学そのものが悪質なデッチアゲだったのです。近代栄養学の祖と呼ばれるのがドイツ、フォイトの栄養学。フォイトは一九世紀半ばに「フォイト栄養学」を発表。そこで彼は、もっとも人間にとって理想的な栄養は「肉・牛乳・乳製品・卵などの動物食品」であり「できるだけ多くとる」ことを推奨。また「炭水化物は栄養が乏しい」として「できるだけとらない」ことをすすめた。これは近代栄養学のバイブルとされています。しかし、その理論は「医学・科学・統計学などの検証を全く経ていない」にあぜん。よって、それは〝理論〟というより〝空想〟にすぎない、とは……。ただ、あきれ返る。この大ペテン理論を広めたのは、まぎれもなく食肉産業など国際的食糧マフィアであることはまちがいない。抗ガン剤の虚妄を広げたのが医療マフィアであったように……。

いまだ人類の大半は、この子どもだましのペテン〝栄養学〟の虜《とりこ》となっている。

7章　「心理療法」――「ありがとう！」の一言から

……NK細胞は増殖。ガン退縮……の奇跡

「ありがとう」といえばガンは治っていく。といえばたいていの医者は怒るはず。迷信だと。しかし、じっさいは「ありがとう」というたびに身体は緊張から緩和されNK細胞は増えてい

く。感謝の言葉はプラス快感情報として、大脳辺縁系と基底核に、プラスの言葉特有の「快」情報として伝わり、その結果、脳内の緊張状態を解くセロトニンが増えて、さらに快感ホルモンのエンドルフィンなど分泌され、病気や痛みの原因となっていたストレス物質を、とりのぞくのです。最近の脳科学は、ここまで解明しているのです。

「ありがとう」「感謝します」。こういえばガンが治っていく。それは最先端の脳科学理論が証明している。

8章 「住宅療法」――ガンを癒す「家」に住もう！
……化学建材・電磁波・コンクリートはガンのもと

「医・食・住」の「住」です。健康に気配りしているひとも、この点がじつにおろそかです。「住んでいる家で病気になる！」。それは真実です。まず、化学建材の恐怖。なんと、現代建築には少なくとも四五九種類もの化学物質がつかわれています。それらのほとんどは毒物で、なかには強い発ガン性、神経毒性のものまで数多くつかわれている。接着剤、防腐剤、シロアリ駆除剤、有機塗料、塩化ビニール・クロス……などなど。現代建築の内部は恐ろしい〝毒の館〟です。それでも石油メジャーが支配する現代社会では告発すらタブー。コンクリート・ストレスも冷輻射で住民の心身を冷やします。「団地・マンションなどコンクリート住宅の住民は木造より九年早死にする」。島根大学の衝撃リポートです。

コンクリート巣箱で飼ったネズミは木造の約一二分の一しか生存できない。この衝撃事実もマスコミはいっさい黙殺です。見えない電磁波もシックハウスの隠れた原因です。これらの恐怖の元凶からのがれて「自然住宅」に住めば、ガンは癒され、快方に向かいます。しかし、この恐怖の建築ストレスに全く無知な医者がほとんどです。

9章 「手当療法」――「パスター・温湿布」、家庭でできる……からだを温め、毒を出す手当。病院でも採用すべし

素晴らしい伝統医療。「ガンの患者学研究所」も「いずみの会」も、この「手当て」療法を積極的に勧めています。これは「温熱療法」にもなり「排毒療法」さらに「手かざし療法」にもなります。「手当て」を受けたガン患者の多くが目をみはる改善をみせています。しかし、現代医学の医師たちの多くは鼻でせせら笑うでしょう。しかし、ケイベツして笑われるべきは、かれらなのです。

10章 「糖鎖《とうさ》療法」――糖鎖アンテナ修復する栄養療法……細胞死（アポトーシス）でガンを〝自殺〟させる

糖鎖とは、最近発見された細胞表面のアンテナ群です。細胞が他の細胞など外部とコミュニケーションをとるのは、この〝アンテナ〟を通じて、外部情報を得るからです。

NK細胞などがガン細胞の存在を察知して、攻撃するのも糖鎖を通じて行います。つまり、細胞の生命活動はすべてこの糖鎖にかかっているのです。ところが、現代人の細胞の糖鎖は七分の四ほどしかない。現代人は「糖鎖欠損症」なのです。その理由は栄養の偏り。そこで糖鎖の原料となる栄養素を積極的にとりいれる。これが、「糖鎖療法」です。

11章 「ホメオパシー」――西洋に生まれた〝東洋医学〟……自然治癒力（ホメオスタシス）を高める神秘

これは自然治癒力を促進する医療です。熱が出る。なら熱を止めるのではなく、熱がもっと出るようにする。すると、病気はそれだけ早く回復します。そのため使われる薬剤は植物、動物、鉱物などから抽出する微量の〝毒物〟。それを、何万、何十万倍に希釈して、患者に投与する。これは、じつに東洋の漢方治療と似ています。わたしは、これを西洋の〝漢方治療〟と呼んでいます。

12章　「運動療法」——体を動かし発ガンは三分の一に
……散歩。ヨガ。登山……仲間とやれば、より効果的

「運動不足は緩慢《かんまん》な自殺」。ヨガの戒めを思い起こして下さい。体を動かすと、発ガンが三分の一になることが証明されています。運動はジョギングや筋肉トレーニングだけではありません。じつはヨガのポーズのような静的運動も、筋肉がミクロの収縮を繰り返していることがわかっています。ヨガのポーズも立派な運動だったのです。ヨガはふだん使わないスリーピング・マッスル（眠っている筋肉）や、インナー・マッスル（内部の筋肉）を鍛えることができる理想的な運動法です。登山などもストレス解消の「いきがい療法」と「運動療法」をかねた素晴らしい代替療法です。また、筋肉を使うと、筋肉から生理活性物質（マイオカイン）が分泌されることも最近の研究で判明しています。筋肉は、エネルギー消費器官だけではなく、分泌器官でもあったのです。マイオカインは老化防止、免疫力向上など身体の活力をたかめます。それらは約三〇種類ほどが確認されています。これは「運動療法」がガンを治癒させるメカニズムをも立証するものです。

13章　「呼吸療法」——どこでも、いつでも、すぐできる
……息を数える数息観《すうそくかん》・「長息長命《ちょうそくちょうめい》」は生命の神秘

「息を整える」ことは「命を整える」ことです。呼吸の乱れは生命の乱れなのです。安保免疫理論でいう交感神経緊張タイプは肩式呼吸になっています。「肩を怒らせる」「肩で泣く」などの表現がそれを表します。副交感神経優位タイプはゆったりした腹式呼吸です。前者は血管を緊張収縮させるため、血行障害をおこし、冷え性、肩凝りから発ガンまでひきおこすのです。あらゆる宗教、あらゆる養生の基本は「呼吸」です。東洋でいう「長息長命」は生命の神秘をしめします。そこで東洋には呼吸を数える数息観という健康法が脈々と伝わっています。これは、一種の「瞑想療法」です。心を無にした瞑想状態のとき、心身はあらゆるストレス、苦悩から解放されて、もっとも理想的な循環に入るのです。

14章 「イメージ療法」――イメージは現実化する
……前向きの心が、ガンをみるみる治していく

これは「ガンの患者学研究所」の川竹さんも強調しています。「心は体の設計図」とは、まさにこのこと。イメージの意味とは心身のあるべき姿を具体的に思い浮かべることです。想像されたイメージ（像）に向かって、体の生理機能は働きはじめます。まさに、「体の設計図」。これは一種の反射システム。遺伝子もその方向にオンになっていきます。身体は正直で、悪い

イメージを持てば、生理機能はその方向に動きはじめるのです。「ガンは治らない」というイメージ（信念）をもつと、身体は「ガンを治さない」方向で機能していきます。まさにイメージの力おそるべし。

ガンの「イメージ療法」は、この「イメージは現実化する」メカニズムを活用して、ガン細胞を「攻撃し」「消えていく」さまをありありと描くイメージ訓練でガンを治そうとする療法です。たったそれだけで延命率は二倍以上にのびています。

ガン治療で〝虐殺〟された犠牲者は太平洋戦争の約五倍……！

――以上、1～14章まで、各種「自然療法」を説明してきました。「なるほど、そうか」と笑顔とともに納得していただけたと思います。どれも、あきれるくらい簡単な自助療法です。あなたは、まだ現代の病院が、これら「自然療法」とまったく逆のことをおこなっていることに慄然とするはず。それは「治さない」「死なせる」ための医療なのです。どちらを、えらぶか？　もう、いうまでもないことでしょう。

●さらに読んでほしい三冊の本

この『病院に行かずに「治す」ガン療法』に加えて、つぎの拙著三冊もぜひご一読ください。

それは、まず『**抗ガン剤で殺される**』（**花伝社**）。厚労省技官が「抗ガン剤はガンを治せない」と平然と答えていることに愕然とします。さらに「猛毒である」「発ガン性がある」ことも認めています。抗ガン剤は「ガンを治せない」どころか、ガンは反抗ガン剤遺伝子（ADG）をたちまち変化させて耐性獲得し、抗ガン剤を無力化して凶暴化。つまり抗ガン剤の正体は〝増ガン剤〟なのです。マスコミもガン学会も、このADGの存在すら隠蔽してきました。さらに本書は、抗ガン剤認可の〝犯罪性〟を暴いています。薬事法第一四条（2の三）は「効能に比して著しく有害な作用を有する」物質は「医薬品認可してはならない」と明記。抗ガン剤はガンを治せず、猛毒性で、死亡したガン患者の約八割を重大副作用で殺している。

そもそも、このような猛毒物を抗ガン剤という医薬品に認可する行政行為そのものが薬事法違反の違法行為なのです。また本書は主要な抗ガン剤の凄まじい副作用群を、各々の『医薬品添付文書』にもとづき告発。本書は、抗ガン剤治療をすすめられたとき絶対読むべき必読文献です。「命が助かった！」という感謝の手紙も寄せられています。

『**笑いの免疫学**』（**花伝社**）は、ガンを治すベスト治療法「笑い」について詳細に解説しています。喜劇を見て三時間「笑う」と、ガン細胞を攻撃するNK細胞が六倍に増えています。笑えば、ガンは治る。さらに糖尿病、リウマチ、アトピーなど、万病もめざましく快方に向かいます。その医学的メカニズムを詳しく解説。安保教授もガンを治す方法として「笑い」の効用を第一にあげています。また村上和雄博士（前出）は「笑い」で遺伝子が変化することを解明。

つまり「笑い」「心」が遺伝子＝からだの設計図を変化させることを世界で初めて証明したのです。つまり「心」が「からだ」を変える。これは、精神神経免疫学の大きな前進です。

●犯罪的な屠殺場に並ぶ羊の群れ……

『ガンで死んだら110番、愛する人は〝殺された〟』（五月書房）。長いタイトルにわたしの真情をこめました。毎年、二七万人のガン患者が、重大医療過誤で〝虐殺〟されている。それは業務上重過失致死罪（刑法二一一条）という刑事犯罪なのです。なのに、遺族は医者という重要容疑者に「ありがとうございました」と深々と頭を下げる。無知のなんという恐ろしさ……。本書は、医学理論から法理理論まで駆使して、現代ガン治療の犯罪性を完膚なきまでに告発した本です。こうして戦後、ガン治療の名のもとに、騙され〝虐殺〟された犠牲者は推計約一五〇〇万人超。これは第二次大戦の犠牲者約三〇〇万人の約五倍……！　この驚倒するジェノサイド（集団殺戮）に対して、日本人のほとんどは気づきもしないのです。底無しの大衆洗脳に戦慄します。本書は「医師二七一人中二七〇人が自らには抗ガン剤断固拒否」「厚労省課長が『抗ガン剤はいくら使っても効かない』と証言」「抗ガン剤投与しても五～八カ月で再増殖し元の木阿弥《もくあみ》」「早期ガンは『六～七年たっても変化しない』ことは専門家の常識」「抗ガン剤多投与グループほど短命」（米東海岸リポート）など、衝撃事実を満載しています。これら驚愕の真実をマスコミも隠蔽しているため、ガン患者は、お医者さま、おクスリにすがって、病院という名の〝屠殺場〟の門前に今日も長い長い行列をつくっているのです。それは屠殺の順番を待つ無知で哀れな羊の群れとなんら変わりません……。

あとがき

わたしたちは、日ごろ常識というものを疑わずに生活しています。

病気もそうです。ぐあいが悪くなったら病院にいく。お医者さんにかかる。もらったおクスリは、きちんと飲む。それが、あたりまえだと思っています。その理由は、病院を信じているからです。お医者さんを信頼しているからです。いただくクスリは病気を治してくれる。それが常識だからです。そのことに、ほとんどのかたは一点の疑問もいだいていません。むかしから善男善女といわれます。他人をうたがわず、心の底より信じていきるひとびとです。病院やお医者さまや、おクスリを信じきっているかたがたも、そんなひとたちです。それは別名、病院信仰であり、お医者さま信仰であり、そしてクスリ信仰なのです。そんなひとたちは、国がいうままに「ガン検診を受けろ」と言われれば律義に受け、医者が「ガン細胞がみつかりました」と告知すれば、衝撃を受けながらも、医者がすすめる抗ガン剤に一縷《いちる》ののぞみをたくします。放射線でガンを叩きます、といわれれば「お願いします」と頭を下げます。悪い部分をとりましょう、といわれれば、しずかに手術台の上に横になります。その心は一点のうたがいもいだかず、お医者さまのいうがままです。

そして、しだいに……ものすごい、えもいわれぬ不快感に襲われ始めます。髪の毛がバサッと房のように抜け落ちます。食欲はなくなり、目の前の食事を見ただけで嘔吐しそうにむかつきます。下痢をするようになり、そこに血が混じってきます。そして、ある日、鏡に映った自分の風貌に、がくぜんとするでしょう。蒼《あお》ざめて、生気はなく、死相がただよっています。さらに口のなかなど、からだの各所に黴《かび》が生え始めます。免疫力が急速に失われ黴菌《かびきん》が全身にはびこりはじめたのです。そして、皮ふは黴《かび》に覆われ、そこを食い破って、ついにガン腫が皮ふ表面に醜い姿を表します。それを、医者は〝ガンの花が咲く〟と呼ぶそうです。じつに風雅な表現ではありませんか。すでに、喉《のど》や首周囲は赤くケロイド状になっています。放射線照射による〝火傷《やけど》〟です。顎《あご》や喉《のど》の肉は何度もおこなわれた手術でそぎ落とされています。

私の先輩Sさん……。かつて六〇キロ台だった体重は、もはや三〇数キロ……。全身、骨のようにやせ細り、歩く姿は幽鬼そのもの。かれは、痩せた腕で、よろけるようにわたしにすがりついてきて、耳元で嗄《しゃが》れた声で、小さくささやいたのです。

「……だまされた……」

あのふりしぼるような絶望と後悔の声はもう二度と聞きたくありません。

時間は、もとにもどせない。命はひとつしかないのです。

そのような痛切なおもいと、ねがいで、この本をかきあげました。ガンと診断されたときに読む一〇冊の本……。これらの本の「解説」だけを通読しても、あなたは現代の医学いや、そのルーツの近代医学そのものが、深く深く病んでいることに愕然《がくぜん》とされたはずです。あなたの素朴な〝お医者さま信仰〟や〝おクスリ信仰〟は、木端微塵《こっぱみじん》に吹き飛んだことでしょう。

正直に他人を信じて生きる。その心性は気高《けだか》いものです。しかし、世の中には、このような諺が古来からあります。「正直者が馬鹿をみる」そして「善人は早死にする」……と。さらには「悪が栄えて、正義が滅びる」「悪貨は良貨を駆逐する」。そして「知らぬが〝仏〟――」。

ざんねんながら「渡る世間は鬼だらけ」なのです。

これら一〇冊の本を入手、一読されれば、あなたは驚愕《きょうがく》とどうじに希望を手に入れることができます。それは、「生きられる！」という生命の歓《よろこ》びの希望です。

あとは信念と実践あるのみです。日々、凡事徹底《ぼんじてってい》、感謝感動――。宇宙があなたを生かす力が、からだの内に湧いてきて、全身に漲《みなぎ》るのを感じるでしょう。

●

あなたの使命はまず前向きに生きることです。その生命力のまえにガンは自然退縮して消滅していくことでしょう。ガンが消えた……！　あなたの使命は、そこから始まります。ほかのひとびとの命を救う……という崇高《すうこう》な使命です。

毎年、約一三〇万人ものガン患者が、救いをもとめてさまよっています。かれらには、もっとも大切な〝クスリ〟が欠けています。それは〝情報〟という名の妙薬です。誤った情報を手に入れたひとは、じつは地獄行きの新幹線キップを握りしめたのです。真実の情報を手にいれ、そして、それをほかの迷えるひとびとに分け与えてください。

まず本書で紹介した一〇冊の本は、ガンを超克するためのエキスです。あなたに、おねがいがあります。あなたのお知り合いにも、この本をさりげなく、すすめてほしいのです。それは、まちがいなく、あなたの大切なひとの命と未来をすくうでしょう。

さらに、つけくわえるべき、生きる希望と輝く知恵を与えてくれる本を巻末に「付録」として紹介しましょう。ガンだけでなく、人間のからだ、生命の本質も、あざやかにわかってきます。

……大きな宇宙からいただいた生命《いのち》に深く深く感謝して、日々、よくおこない、よくおもって生きましょう。そこから、汲めど尽くせぬ生きる喜びが湧いてくるのです。

二〇〇九年四月一四日　窓外に溢れる輝く春の日差しを浴びながら……。

著者　船瀬俊介

巻末・推薦文献

▼**『いのちの太陽たち』**（I、II巻　藤井しのぶ編著　人間出版）
「ガンの患者学研究所」の〝治ったさん〟たちの完全ドキュメント集。まさに「ガンを治して弾む人生」を手に入れた方々の太陽のように明るい顔、顔……。ウエラー・ザン・ウエル。読むひとに輝く太陽のような希望と勇気を与えてくれる。

▼**『絶対、生きてやる』**（近藤町子著　ぱるす出版）
「ガンがくれた幸せを抱きしめて」。著者は、日本初の大企業女性取締役（カネボウ化粧品）。悪性リンパ腫で余命一年と診断されたが、「ガンの患者学研究所」との出会い、玄米菜食、手当て、運動療法などで完治。七一歳で再婚の快挙！　必読。励まされる一冊。

▼**『がんが消えた』**（寺山心一翁著　日本教文社）
〝末期の腎臓ガン〟と診断されて二〇年。完全治癒の記録。アンドルー・ワイル博士も絶賛し紹介。霊性に目覚めた寺山さんの笑顔は眩しいほど明るい。

▼**『論より証拠のガン克服術』**（中山武著　草思社）
「長期生存者の会が教えるガン体質改善法」。それは「治そう」という意志の力！　理屈よりも結果でしめした「いずみの会」の奇跡。

▼**『ガンは自分で治せる』**（安保徹著　マキノ出版）
「抗ガン剤、放射線、手術は受けてはいけない！」「ガン検診はかえって危険！」と警鐘を鳴らす必読書。読みやすく、じつに分りやすい医学解説書。

▼**『免疫革命』**（安保徹著　講談社インターナショナル）
自律神経系と免疫系との相互作用を世界で初めて解明した歴史的名著。ガン患者は交感神経緊張でリンパ球が減少している。副交感神経優位でゆったり生きることをすすめる。

▼**『ガンは治るガンは治せる』**（安保徹・奇埈成・船瀬俊介共著　花伝社）
鼎談と三者のガン治療の告発と解説。クチコミで隠れたベストセラーに。

▼**『真実のガン治しの秘策』**（鶴見隆史著　中央アート出版）
生食による酵素食の大切さが、よく分る。さらに「メスを使わない手術」と例えられる断食（ファスティング）、温熱岩盤浴。〝三大療法〟に替わる実に理にかなった治療法だ。

▼**『「体を温める」と病気は必ず治る』**（石原結實著　三笠書房）
「病気は『冷たいところ』（血行不良）に起こる！」は医学の根本真理です。

▼**『家庭でできる自然療法』**（東城百合子著　あなたと健康社）
副題「誰でもできる食事と手当て法」。具体的な手当てマニュアルがおおいに役立ちます。

▼**『人はなぜ治るのか』**（アンドルー・ワイル著、上野圭一訳　日本教文社）
「あらゆる病気は心身相関病である」とワイル博士。未来の医学＝「統合医療」への道を拓《ひら》

いた記念碑的名著。

▼**『抗がん剤は転移促進剤』**（臼田篤伸著　農文協）

安保徹教授も全面推薦。「抗ガン剤は名前が美しいので、副作用を無視した状態で希望的に使われている」という。本書はガンの〝三大療法〟、ガン発生、転移、再発など実にわかりやすく解説。

▼**『肉を食べると早死にする』**（森下敬一著　ペガサス）

戦後自然医学の巨星、森下博士の先進的な警告。「たんぱく質を多くとると確かにからだは大きくなる。しかし、大きくなることと強くなることとは全く別の話である」。近代栄養学の根底をも覆す本だ。

▼**『少食の実行で世界は救われる』**（甲田光雄著　三五館）

「少食は健康長寿の秘訣」「少食に病なし」「腹七分で死亡率は半減」など驚異報告。「世界人口一〇〇億人でもまかなえる！」。健康危機と食糧危機を同時に解決！

▼**『「ガン呪縛」を解く』**（稲田芳弘著　Ｅｃｏクリエイティブ）

乳ガンと診断された著書の快癒への旅。「ガンは血液の浄化装置」という幻の学説、千島学説、さらに生命小体ソマチッドなど読み物としても面白い。

▼**『ガンを治す大事典』**（帯津良一編著、二見書房）

日本での代替療法、統合療法の開拓者でもある帯津博士の労作。西洋医療から東洋医療さらに代替療法まで、偏見なく公平に幅広く解説している。尿療法から超意識パワーまで紹介。帯津先生の温和な医療姿勢が伝わってくる。

▼『がんは「気持ち」で治るのか!?』（川村則行編著　三一新書）

副題に「精神神経免疫学の挑戦」とある。これはガン心理療法（サイコオンコロジー）の珍しい解説書。〝気持〟がガンを治す……という奇跡が科学データで解説されている。

▼『がんの盲点――白血病はガンでない』（大沼四廊著　創英社）

副題が衝撃的。「白血病細胞は、白血球の疲労細胞」いう説は明解。〝常識〟とされる骨髄増血も「誤り」とバッサリ。だから、骨髄移植療法も無意味なのだ。

▼『がん検診の大罪』（岡田正彦著　新潮選書）

「ガン検診を受けた人ほど死んでいる」「受けると危険」「早期発見の効果を疑え！」。安保教授同様、「受けてはいけない」と警告する。現在のガン検診は、ガン利権の市場開拓の陰謀なのです。

▼『ガンにならないゾ！宣言（Ⅰ、Ⅱ）』（船瀬俊介著　花伝社）

「番茶のがぶ飲み」「ゴマの黒がけ」「海苔の馬鹿食い」。身近な和食に抗ガン作用がある。番茶は八割、ゴマは六割、海苔は八割もガンを防いでくれる。

船瀬俊介（ふなせ しゅんすけ）

1950年、福岡県に生まれる。九州大学理学部入学、同大学を中退し、早稲田大学第一文学部社会学科を卒業。地球環境問題、医療・健康・建築批評などを展開。著書に、『抗がん剤で殺される』(花伝社)、『笑いの免疫学』(花伝社)、『メタボの暴走』(花伝社)、『病院に行かずに「治す」ガン療法』（花伝社)、『買ってはいけない』（週刊金曜日)、『あぶない電磁波』（三一書房)、『やっぱりあぶないIH調理器』（三五館)、『知ってはいけない』（徳間書店）など多数。

ガンになったら読む10冊の本――本えらびで決まる、あなたの命

2009年7月　1日　　初版第1刷発行
2020年11月30日　　初版第4刷発行

著者 ―― 船瀬俊介
発行者 ― 平田　勝
発行 ―― 花伝社
発売 ―― 共栄書房
〒101-0065　東京都千代田区西神田2-5-11出版輸送ビル2F
電話　03-3263-3813
FAX　03-3239-8272
E-mail　info@kadensha.net
URL　http://www.kadensha.net
振替　00140-6-59661
装幀 ―― 渡辺美知子
イラスト ― 高橋文雄
印刷・製本 ― 中央精版印刷株式会社

ISBN978-4-7634-0550-0 C0036